まちがいさがしは脳を瞬間的・総合的に強化できる極めて高度な脳トレ

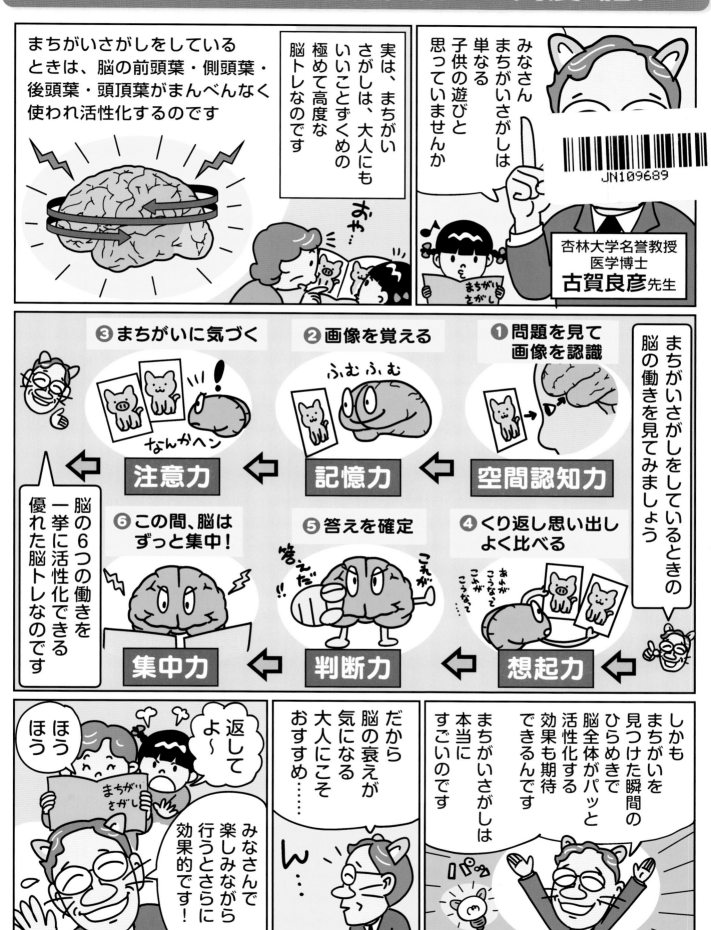

「まちがいさがし」は単なる子供の遊びではなく、衰えやすい6大脳力が一挙に強まるすごい脳トレ

本当はすごい「まちがいさがし」

誰もが一度は楽しんだ経験がある「まちがいさがし」。大人も子供もつい夢中になってしまう不思議な魅力があることは、よくご存じでしょう。

実は、このまちがいさがし、単なる「子供の遊び」ではないことが、脳科学的に明らかにされつつあります。何を隠そう、脳のさまざまな部位の働きを瞬間的・総合的に強化できる、極めて高度な脳トレであることがわかってきたのです。

普段の生活でテレビばかりみていたり、ずっとぼんやりしていたりすると、脳はどんどん衰えてしまいます。記憶力が衰えて物忘れが増えたり、集中力が低下して飽きっぽくなったり、注意力や判断力が弱まってうっかりミスが生じたり、感情をコントロールできなくなって怒りっぽくなったり、やる気が減退したりしてしまうのです。

そうした脳の衰えを防ぐ毎日の習慣としてぜひ取り入れてほしいのが、まちがいさがしです。脳は大きく4つの領域（前頭葉・頭頂葉・側頭葉・後頭葉）に分けられますが、まちがいさがしを行

うと、そのすべての領域が一斉に活性化すると考えられるからです。

まちがいさがしで出題される絵や写真の視覚情報はまず脳の後頭葉で認識され、頭頂葉で位置関係や形などが分析されます。次に、その情報は側頭葉に記憶されます。その記憶を頼りに、脳のほかの部位と連携しながら、意識を集中させてまちがいを見つけ出すのが、思考・判断をつかさどる脳の司令塔「前頭葉」の働きです。

あまり意識することはないと思いますが、まちがいさがしは、脳の4大領域を効率よく働かせることができる稀有（けう）な脳トレでもあるのです。

記憶力など6つの脳力を瞬間強化する高度な脳トレ

まちがいさがしが脳に及ぼす効果について、さらにくわしく見ていきましょう。

まず、まちがいさがしは脳トレのジャンルの中で、「記憶系」に分類されます。問題を解くには記憶力が必要になると同時に、まちがいさがしを解くことによって記憶力が強化されるのです。

実際に、2つ並んだ絵や写真からまちがい（相違点）を見つけるには、以下のような脳の作業が必要になってきます。

第一に、2つの絵や写真の細部や全体を視覚情報としてとらえ、一時的に覚える必要が出てきます。ここには「空間認知」と「記憶」の働きがかかわってきます。

第二に、直前の記憶を思い起こして、記憶にある視覚情報と今見ている絵や写真との間に相違点がないかに意識を向けていくことになります。ここで「想起」と「注意」の働きが必要になります。

まちがいさがしをするときの脳の各部位の働き

前頭葉
意識を集中させまちがいを見つける

頭頂葉
位置関係や形など視覚的空間処理

側頭葉
視覚情報を記憶

後頭葉
視覚からの情報処理

第三に、相違点が本当に相違点であると気づくには、確認作業と「判断」力が必要になります。

そして、こうした一連の脳の働きを幾度となくくり返すためには、相応の「集中」力を要します。

つまり、まちがいさがしを解く過程では、主に①記憶力（覚える力）だけでなく、②集中力（関心を持続する力）③注意力（気づく力）④判断力（正しく認識・評価する力）、⑤想起力（思い出す力）、⑥空間認知力（物の位置や形状、大きさを認知する力）という「6大脳力」が総動員されるのです。

脳はある意味で筋肉と似ています。何歳になっても、使えば使うほど強化されます。つまり、まちがいさがしは、年とともに衰えやすい「6大脳力」を一挙に強化できる、極めて高度な脳トレだったのです。私が冒頭で「単なる子供の遊びではない」といった理由は、ここにあるわけです。

まちがいを見つけた瞬間 脳全体がパッと活性化

それだけではありません。まちがいさがしが優れているのは、「あ、ここが違う！」と気づいた瞬間に、一種の喜びに似た感覚を伴う「ひらめき」が生まれることです。このひらめきがまた、脳にとって最良の刺激になるのです。

新しいアイデアを思いついた瞬間、悩み事が解決した瞬間、何かをついに成し遂げた瞬間など、私たちがひらめきをひとたび感じると気分が高揚し、その瞬間に脳は一斉に活性化するのです。みなさんもこうした経験をしたことがあるでしょう。暗い気持ちがパッと晴れるような、暗闇の中、電球の明かりがパッと光るような、そんな感覚です。

まちがいさがしは、こうしたひらめきに似た感覚を日常で手軽に体験できる優れた脳トレでもあるのです。

本書のまちがいさがしには、1問につき5つのまちがいが隠れています。つまり、ひらめきに似た感覚を体験できるチャンスが、1問につき5回も用意されているのです。

ねこのかわいい表情やしぐさに ときめきを感じて癒される脳活

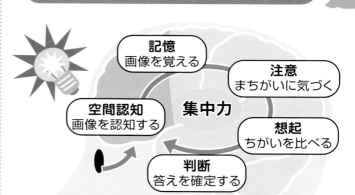

まちがいさがしの脳活効果

記憶
画像を覚える

注意
まちがいに気づく

空間認知
画像を認知する

集中力

想起
ちがいを比べる

判断
答えを確定する

おまけに、本書のまちがいさがしの題材は、みんな大好きな「ねこの写真」。表情豊かなねこたちの愛くるしい瞬間が集められています。

暗いニュースが多い昨今、かわいさを極めたねこたちの表情やしぐさを見るだけで、思わず顔がほころび、心が癒され、暗い気持ちがフッと軽くなるのではないでしょうか。イライラや不安などネガティブな感情も、知らないうちに晴れやかで前向きな気分になっているかもしれません。

ねこなどの動物のかわいらしい姿を見ることは、人間の根源的な感情に働きかけて、気持ちを明るく前向きに整えてくれる不思議な癒し効果があるように思えてなりません。事実、認知症の患者さんたちに動物と触れ合ってもらったり、動物の写真を見てもらったりすると、表情がパッと明るくなり、失われていた記憶を取り戻したり、不可解な言動が減ったりすることを、日々の診療でよく経験します。

まちがいさがしをするときは、ねこたちのフワフワとした毛並みの感触、ゴロゴロとのどを鳴らしながらスヤスヤ眠るようす、どんな鳴き声を発しているのかなど、写真には見られない情報にも想像を巡らせてみるのもいいでしょう。脳全体のさらなる活性化につながるはずです。

さらに、まちがいさがしをするときは、一人でじっくり解くのもいいですが、家族や仲間とワイワイ競い合いながら取り組むのもいいでしょう。「ねこってこんな行動をするよね」「ここがかわい

いよね」と、ねこの話に花を咲かせながら取り組むと、自然と円滑なコミュニケーションが生まれ、脳にとってさらにいい効果が期待できます。

最近、「脳への刺激が足りない」「ついボンヤリしてしまう」「ボーッとテレビばかりみている」……そんな人こそ、まちがいさがしの新習慣を始めてみましょう。めんどうなことは何一つありません。何しろ「にゃんと1分見るだけ！」でいいのですから。それだけで、記憶力をはじめとする脳の力を瞬間強化することにつながるのです。

まだ半信半疑の方は、問題に取り組んでみてください。一とおりクリアするころには、1分以内にまちがいを探すときの「ドキドキ」と「ワクワク」、そしてねこのかわいさに思わずキュンとしてしまう「ときめき」で、夢中になっているはずです。ときめきを感じて癒されながら没頭して脳を活性化できるねこのまちがいさがしは、まさに最強の脳トレの一つといっていいでしょう。

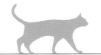

まちがいさがしの6大効果

空間認知力を強化

物の位置や形状、大きさを正確に把握する脳力が高まるので、物をなくしたり、道に迷ったり、何かにぶつかったり、転倒したり、車の運転ミスをしたりという状況を避けやすくなる。

記憶力を強化

特に短期記憶の力が磨かれ、物忘れをしたり、物をなくしたり、同じ話を何度もしたり、仕事や料理などの作業でモタついたりすることを防ぎやすくなる。

想起力を強化

直前の記憶を何度も思い出す必要があるので想起力が磨かれ、人や物の名前が出てこなくなったり、アレソレなどの言葉が増えたり、会話中に言葉につまったりするのを防ぎやすくなる。

注意力を強化

些細なちがいや違和感に気づきやすくなるため、忘れ物や見落としが少なくなり、うっかりミスが防げて、めんどうな家事や仕事もまちがいなくこなせるようになる。

判断力を強化

とっさの判断ができるようになるため、道を歩いているときに車や人をうまく避けられたり、スーパーなどで商品を選ぶときに的確な選択が素早くできたりする。

集中力を強化

頭がさえている時間が長くなり、テレビのニュースや新聞の内容をよく理解できて、人との会話でも聞き逃しが少なくなる。根気が続くようになり趣味や仕事が充実してくる。

●本書のまちがいさがしのやり方●

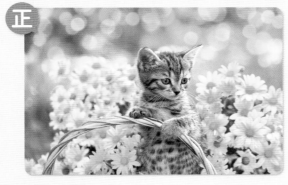

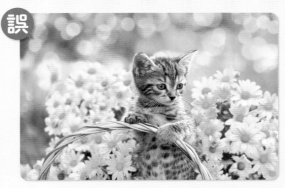

「正」と「誤」を見比べて、まず、1分間にまちがい（相違点）を何個見つけられるか数えてください。1問につきまちがいは5つ隠れています。全部見つけられなかったときは、次に、5つのまちがいをすべて見つけるまでの時間を計測してください。楽しみながら解くのが、脳活効果を高めるコツです。

1 紹介ねこ

ボクの親友は無口だけど
いいやつにゃ

正

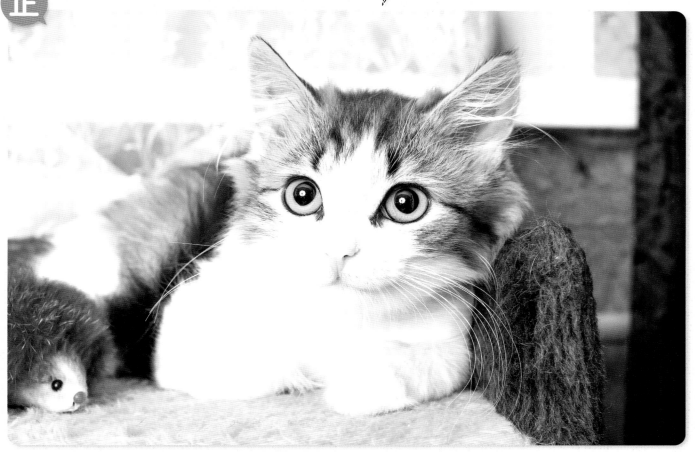

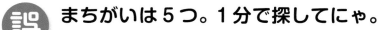

誤 まちがいは5つ。1分で探してにゃ。

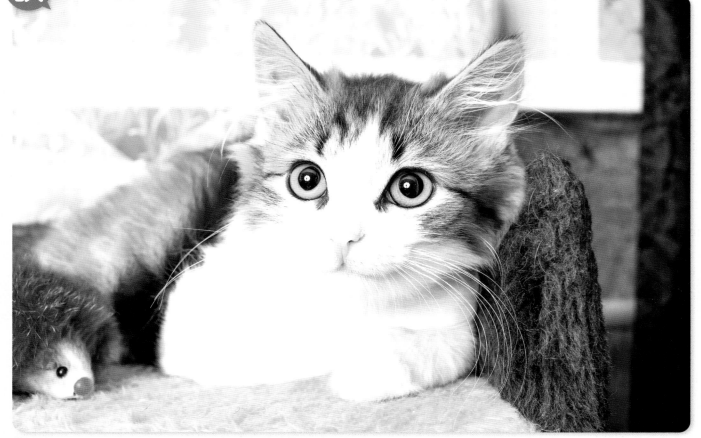

➡ 解答は64ページ

神さま、
次は羽毛布団も
お願いします

正

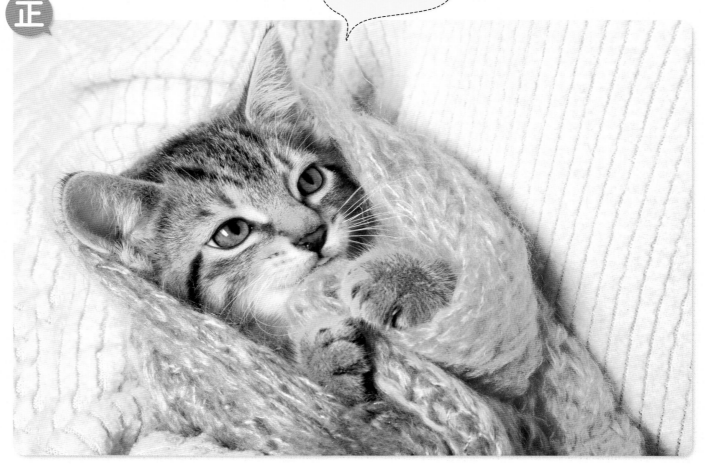

誤 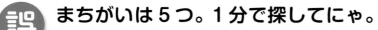 まちがいは5つ。1分で探してにゃ。

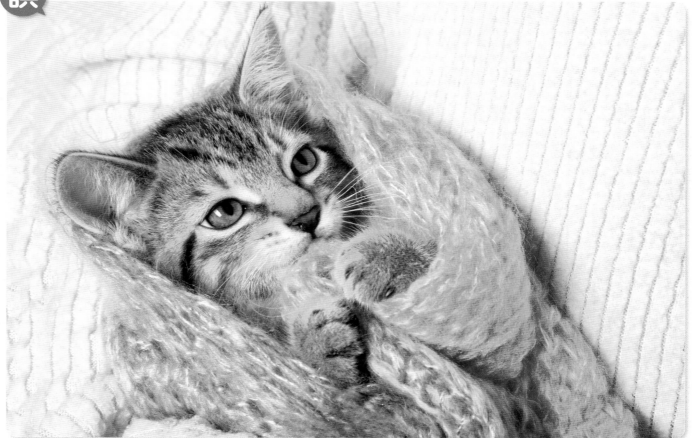

解答は64ページ

3 修行ねこ

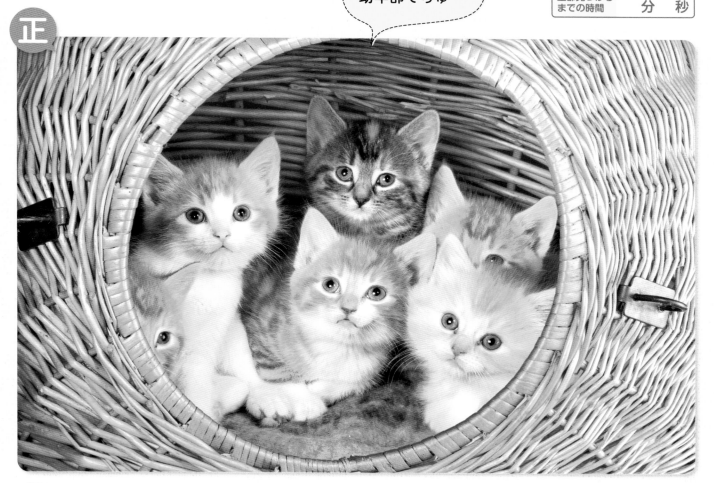

まちがいは5つ。1分で探してにゃ。

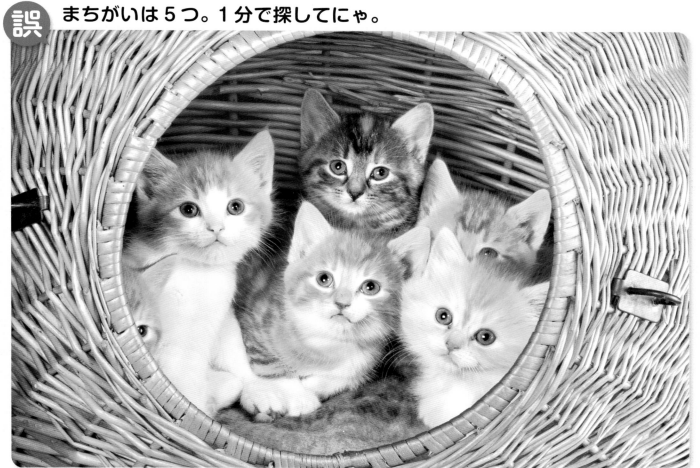

主役奪かれねこ

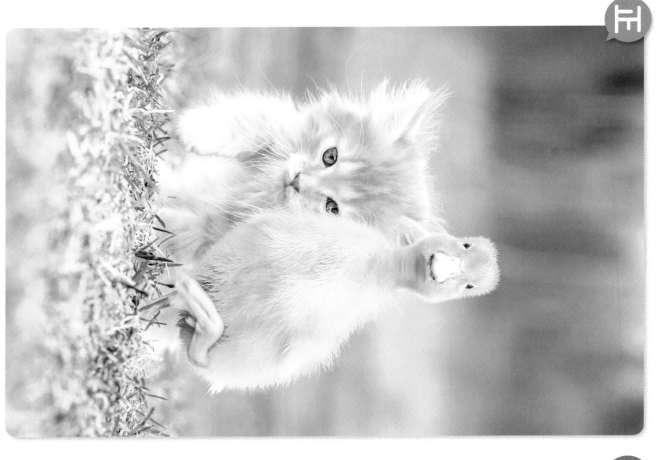

誤

まちがいは5つ。1分で探してね。

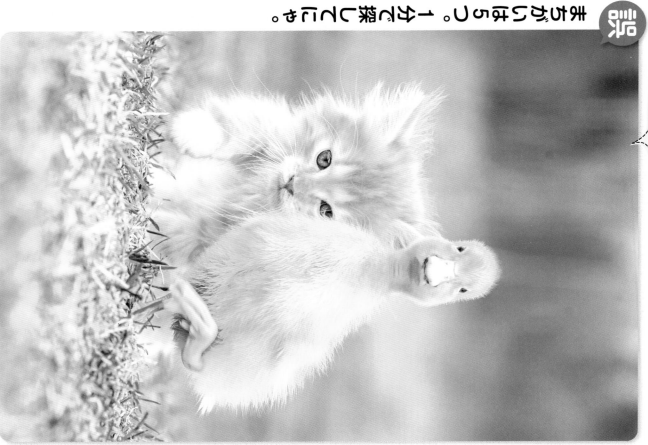

ちょっと〜
私が主役なんだけど

1分で 見つけた数	個
全部見つける までの時間	分
	秒

⬇解答は64ページ

5 ミュージシャンねこ

ギターを抱えた渡りねこ。ボクさ

正

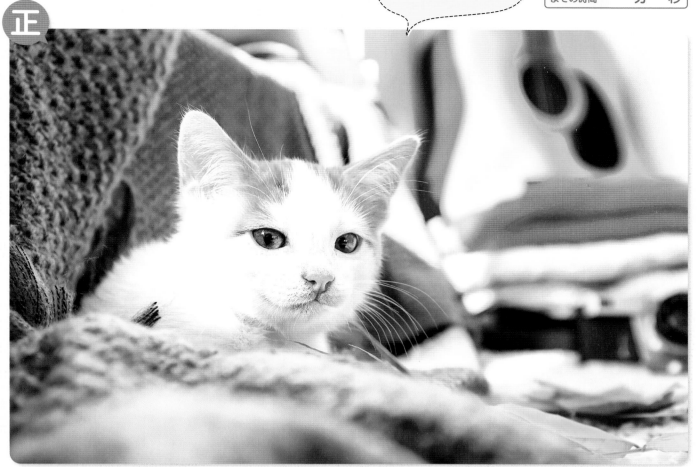

誤 まちがいは5つ。1分で探してにゃ。

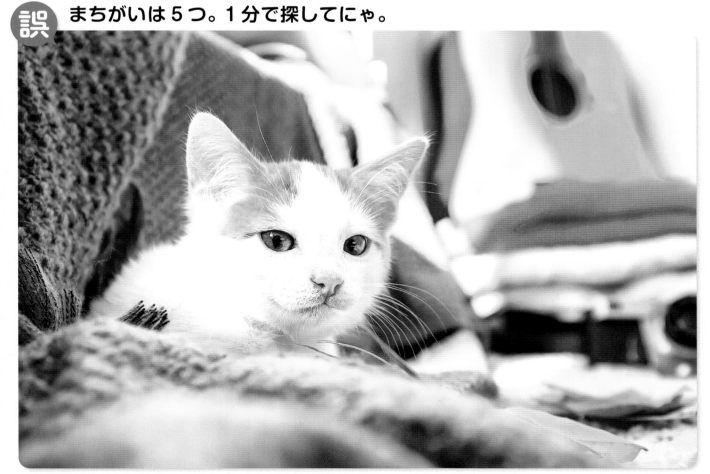

6 後悔ねこ

正

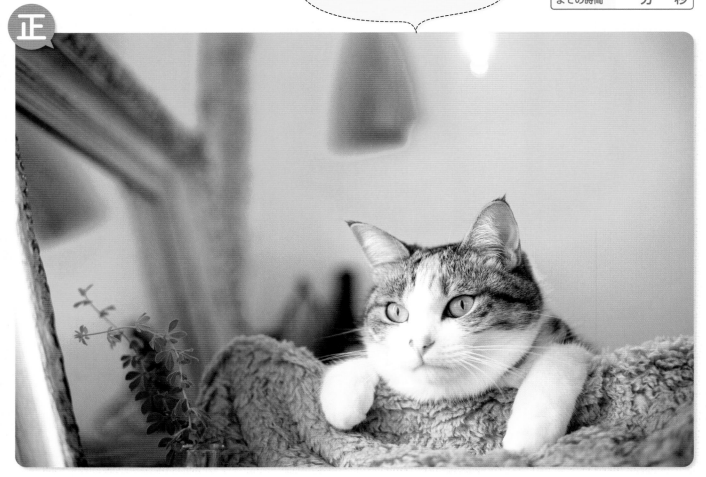

誤　まちがいは5つ。1分で探してにゃ。

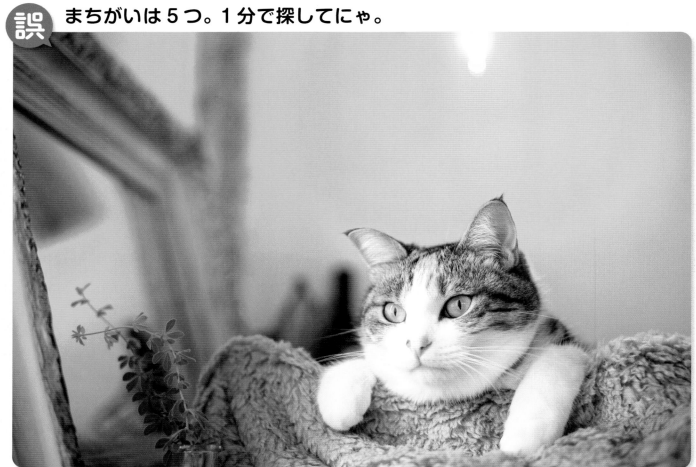

➡解答は64ページ

7 犯人ねこ

一歩でも近づいてみろ、
黄色の毛糸がどうなっても
知らないにゃ

正

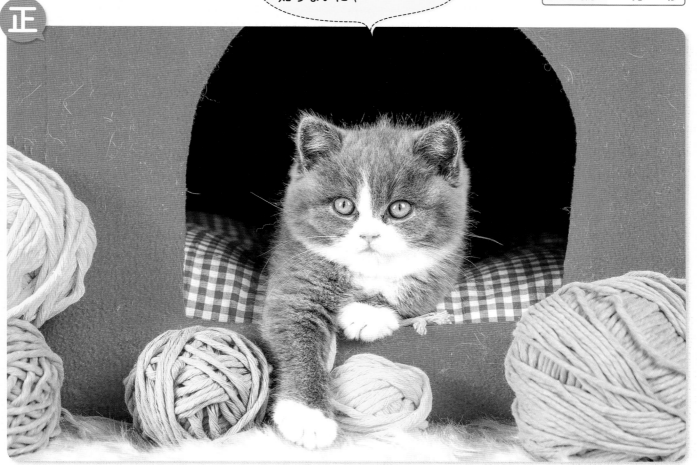

誤 まちがいは5つ。1分で探してにゃ。

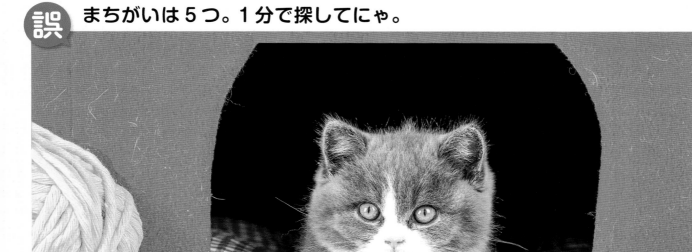

演技派ねこ

正

ご主人帰宅まであと20ﾌﾝ、
そろそろ玄関に行くか

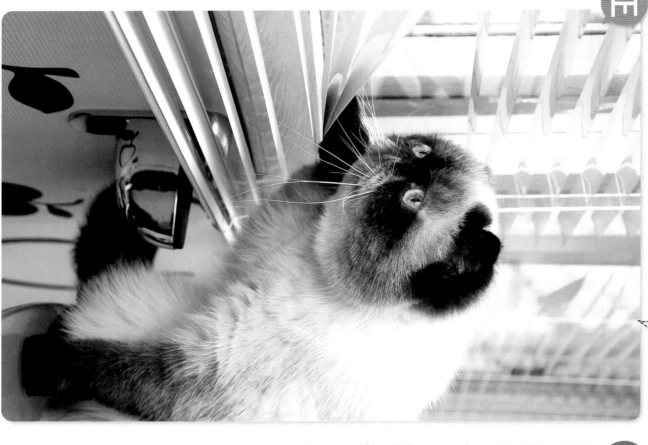

誤

まちがいは、1ヶ所ちがっています。

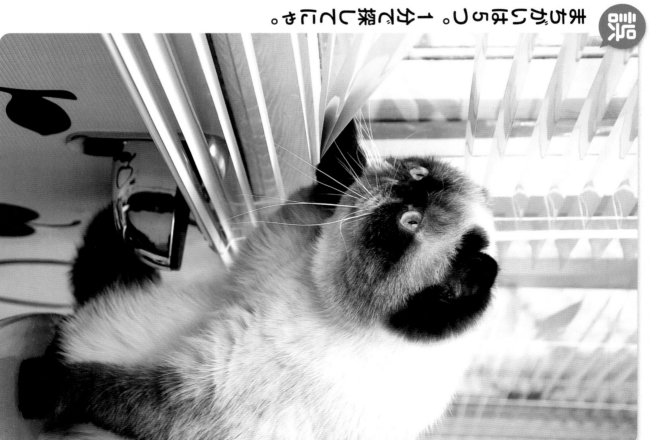

| 1分で見つけた数 | 個 |
| 全部見つけるまでの時間 | 分 秒 |

● 解答 65ページ

12

9 ご意見番ねこ

これは、ひと言
いってやらにゃ

正

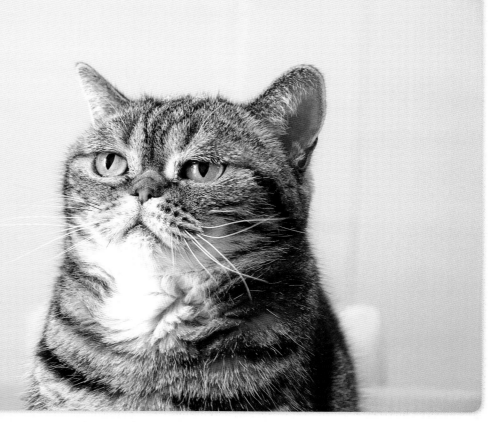

誤 **まちがいは5つ。1分で探してにゃ。**

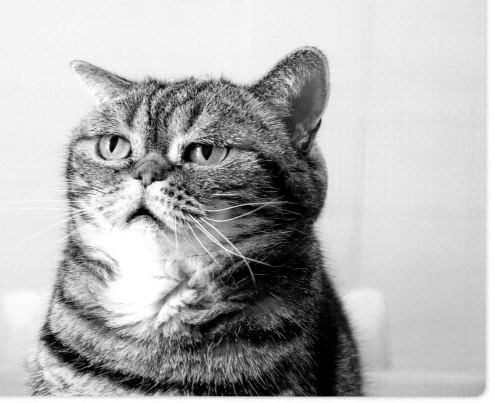

➡ 解答は65ページ

この場合は手を使って
いいですにゃ

正

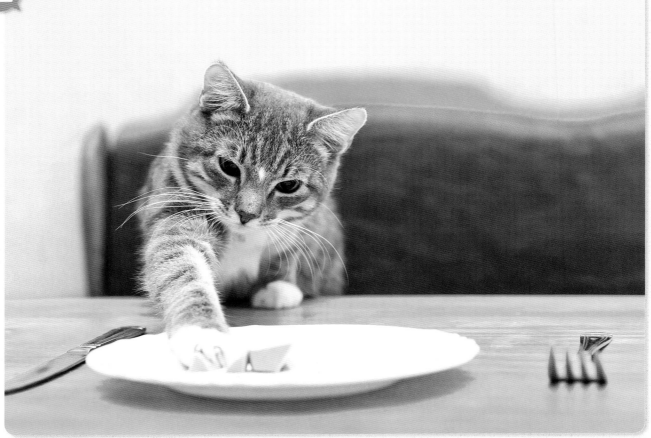

まちがいは5つ。1分で探してにゃ。

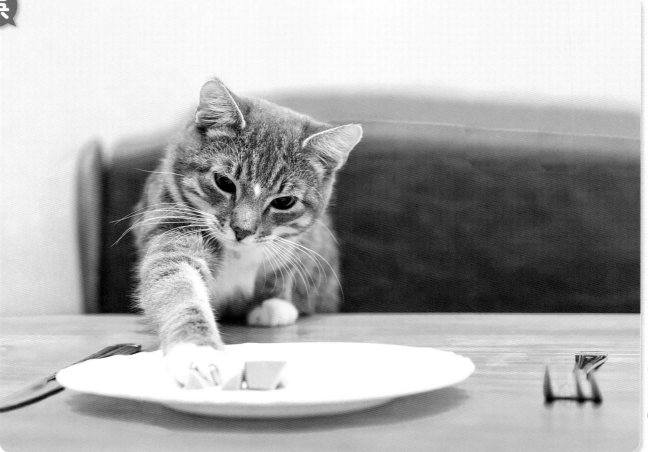

解答は65ページ

正

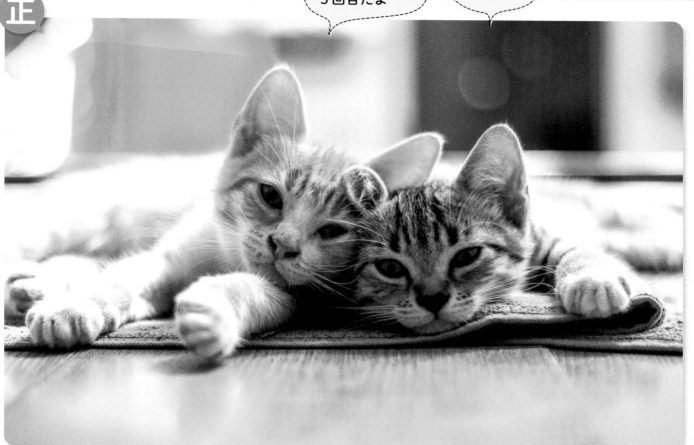

誤 **まちがいは5つ。1分で探してにゃ。**

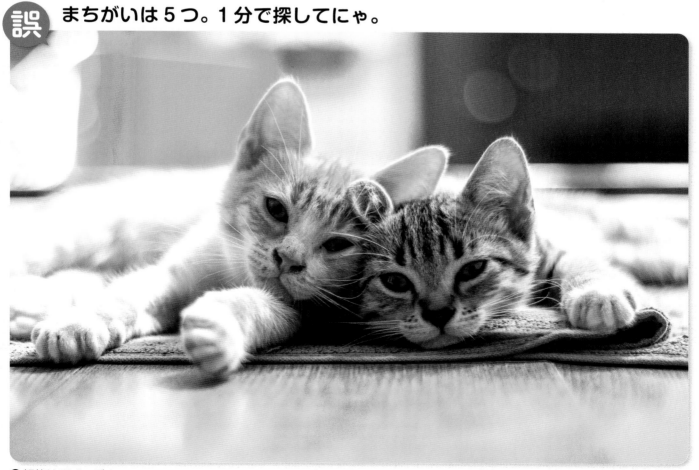

解答は65ページ

正

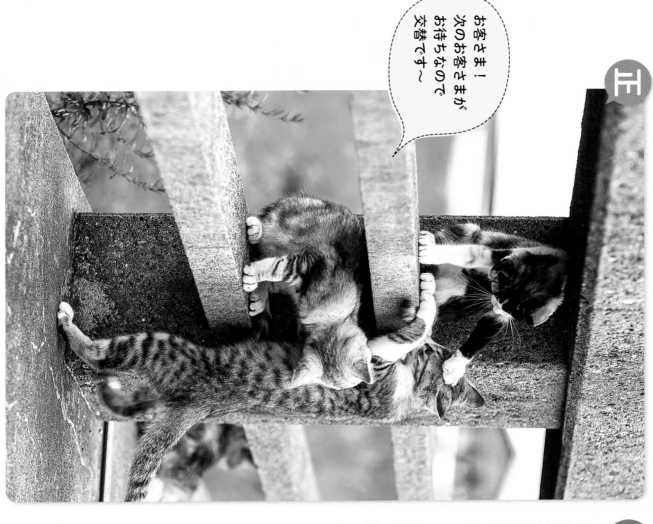

お客さま！
次のお客さまが
お待ちなので
交替です〜

誤

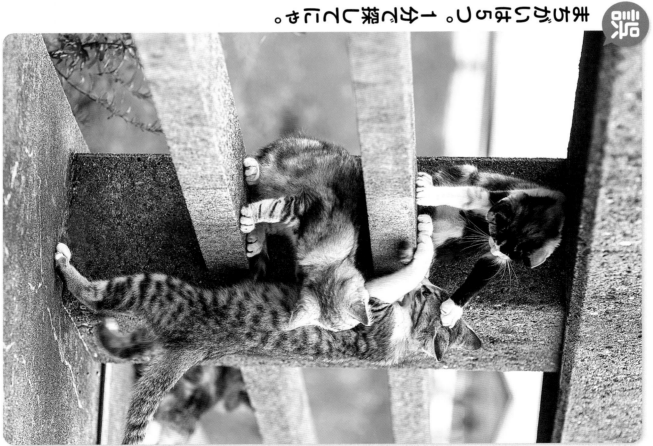

まちがいは5つ。1分で探してね。

| 1分で 見つけた数 | 個 |
| 全部見つける までの時間 | 分 秒 |

解答は65ページ

ご主人またテレビ
つけっぱなしで寝てる…。
ボク知らにゃい

1分で見つけた数	個
全部見つけるまでの時間	分　秒

正

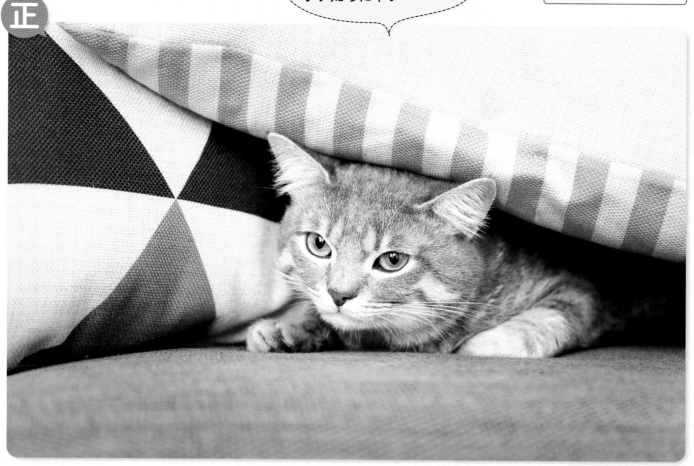

誤 **まちがいは5つ。1分で探してにゃ。**

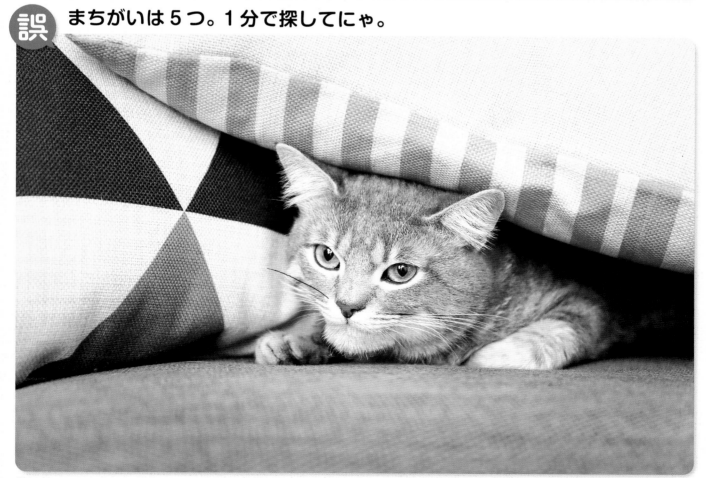

解答は65ページ

食べてすぐ寝たら
牛になるの？
やってみよー！

1分で見つけた数	個
全部見つけるまでの時間	分　秒

正

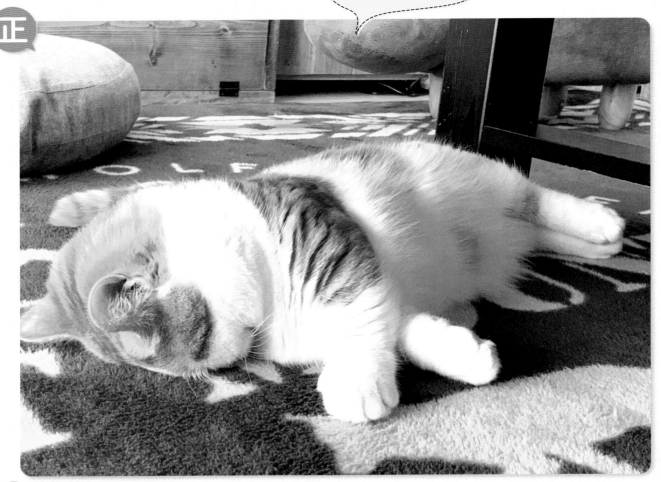

誤

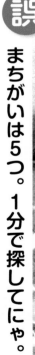

まちがいは5つ。1分で探してにゃ。

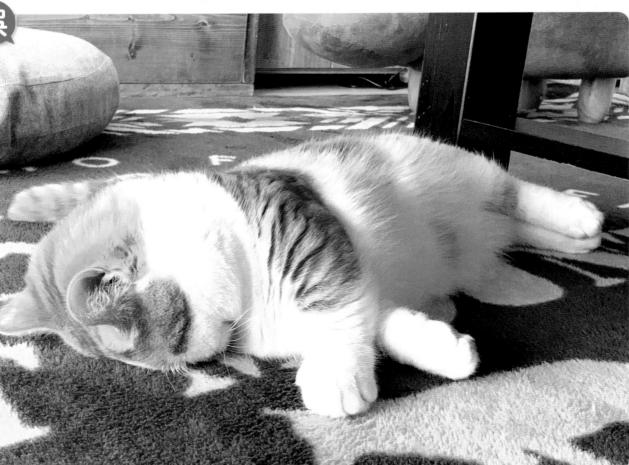

解答は65ページ

正

ご注文は？
あ、大福ですね

1分で 見つけた数	個
全部見つける までの時間	分　秒

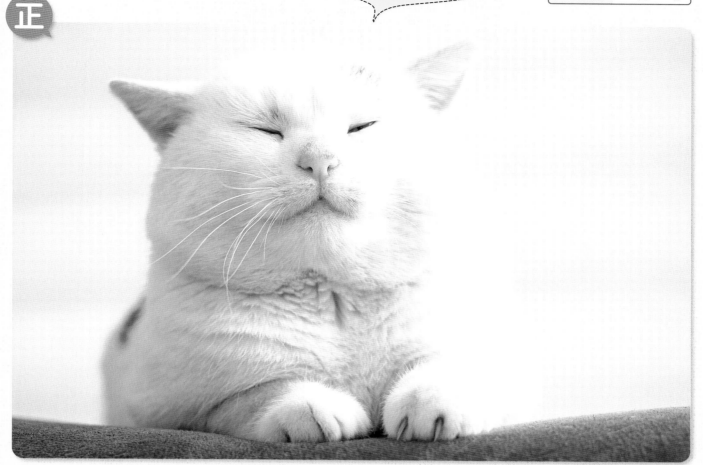

誤 まちがいは5つ。1分で探してにゃ。

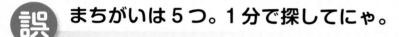

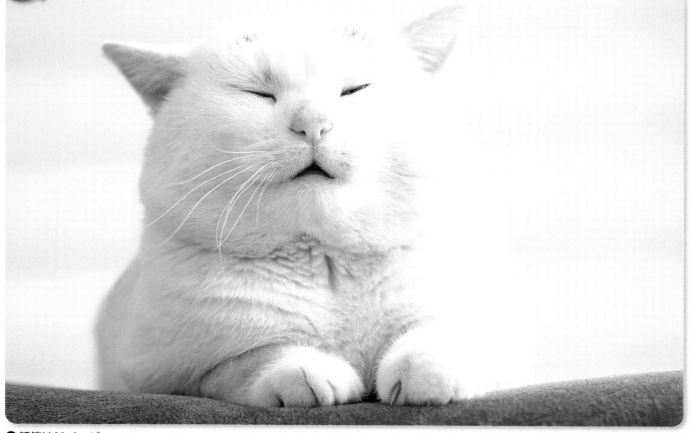

→ 解答は66ページ

このベッド作った人間は
天才かにゃ!!

正

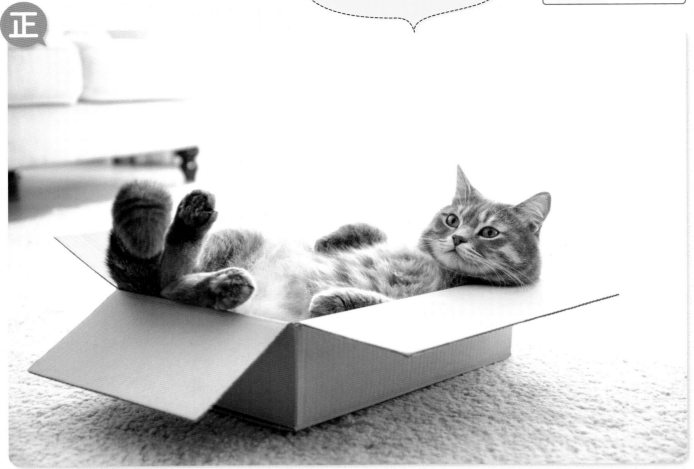

誤　まちがいは5つ。1分で探してにゃ。

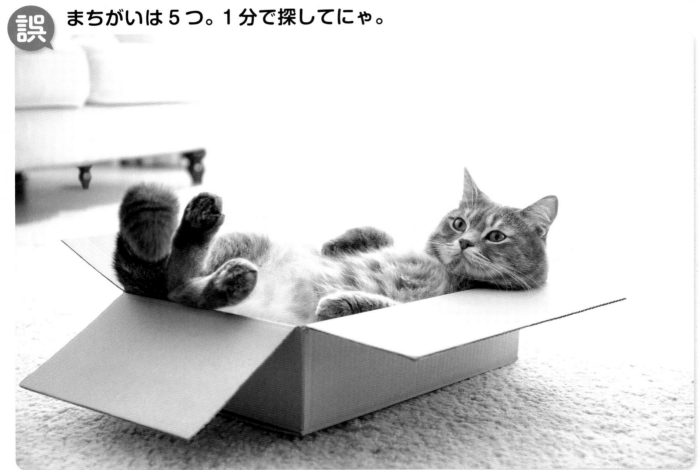

◯解答は66ページ

正

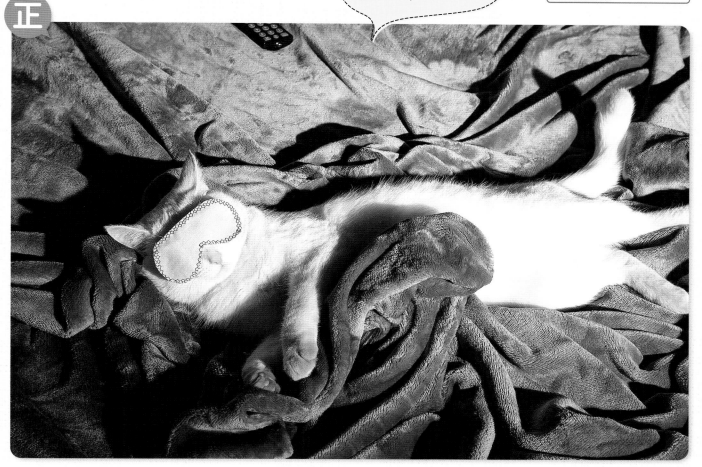

やっぱ
ファーストクラスは
広いにゃ

1分で見つけた数	個
全部見つけるまでの時間	分　秒

誤

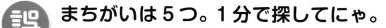

まちがいは5つ。1分で探してにゃ。

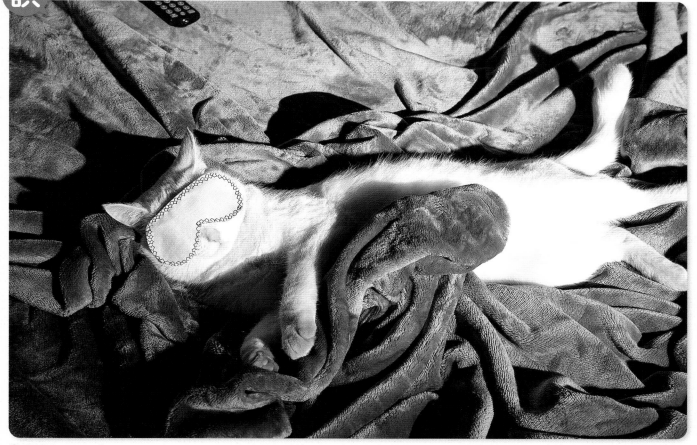

→解答は66ページ

お掃除ロボットの
見守りをするの？
任せて

| 1分で 見つけた数 | 個 |
| 全部見つける までの時間 | 分　秒 |

正

解答は66ページ

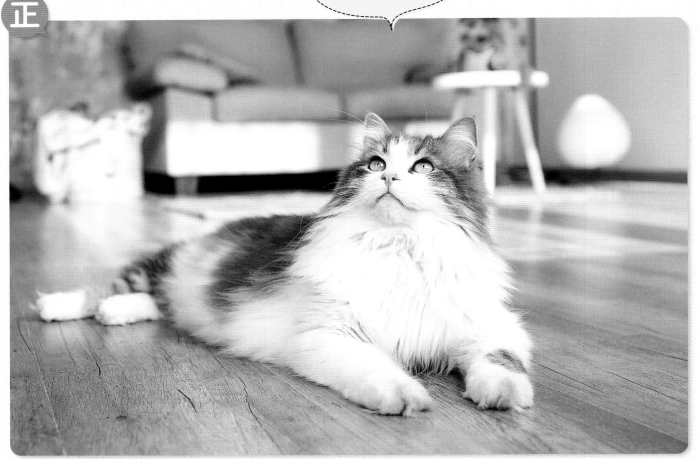

誤　まちがいは5つ。1分で探してにゃ。

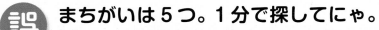

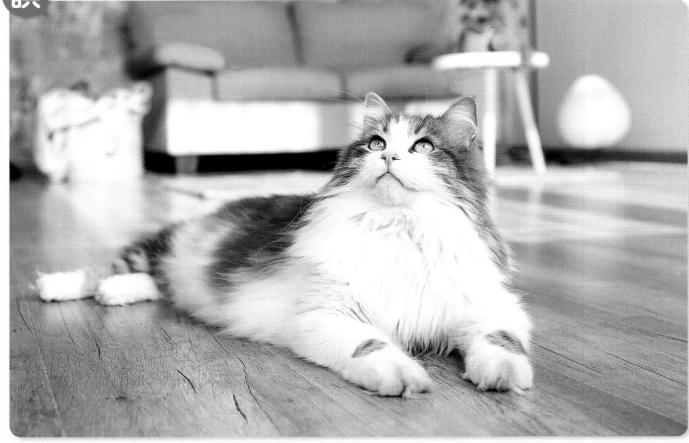

解答は66ページ

19 薄目ねこ

ボクが起きたら
お風呂に入れさせよう？
い、いやにゃ…

正

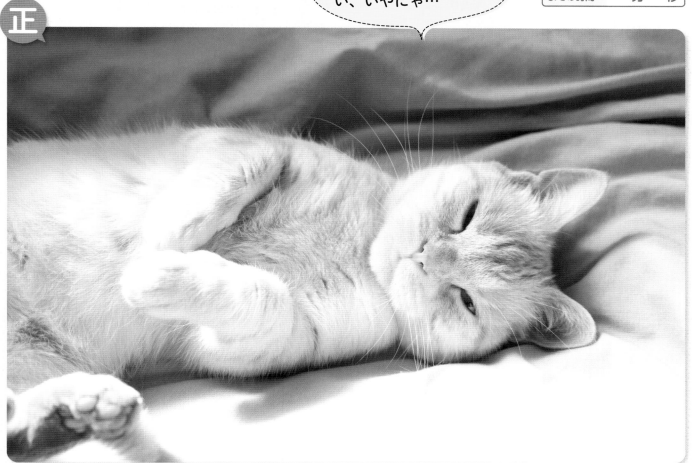

誤 まちがいは5つ。1分で探してにゃ。

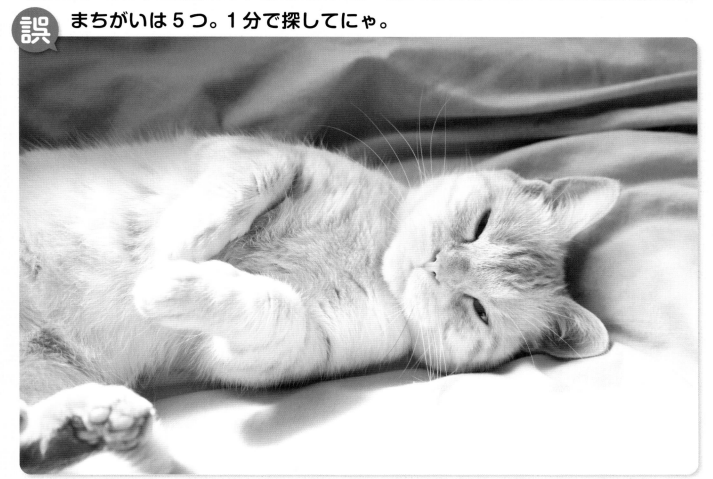

➡ 解答は66ページ

20 突撃ねこ

いいか、
オレがこのドアを
蹴ったら突入だ

正

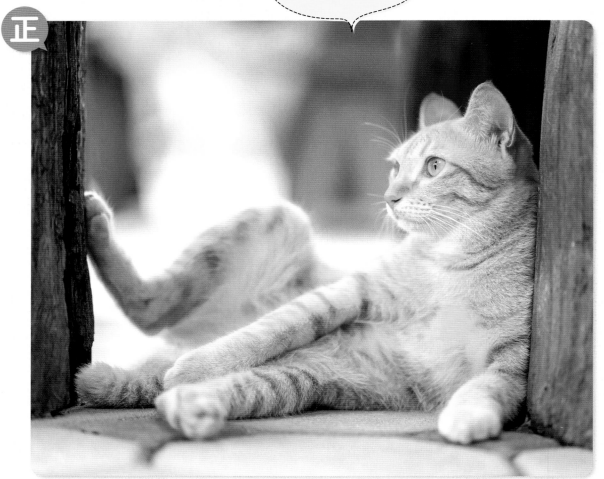

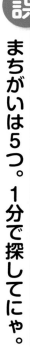

誤

まちがいは5つ。1分で探してにゃ。

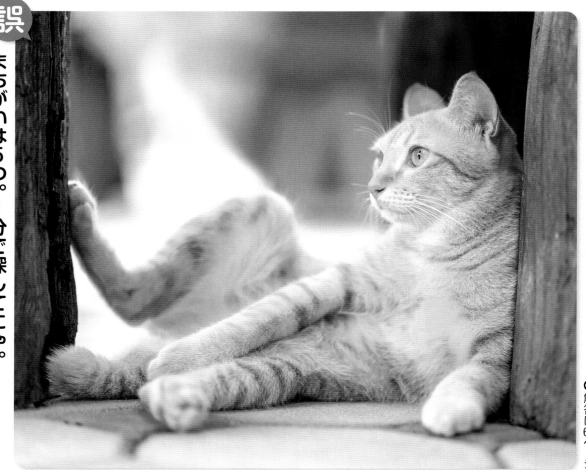

➡ 解答は66ページ

21 ピラティスねこ

このとき、シッポは下がらないように注意しましょう

| 1分で見つけた数 | 個 |
| 全部見つけるまでの時間 | 分　秒 |

正

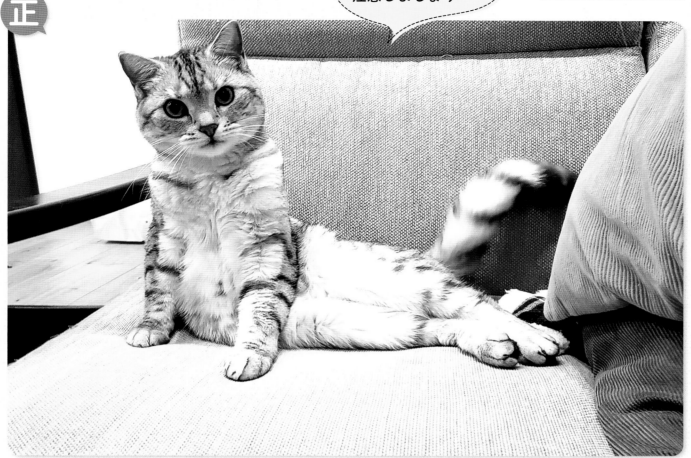

誤 まちがいは5つ。1分で探してにゃ。

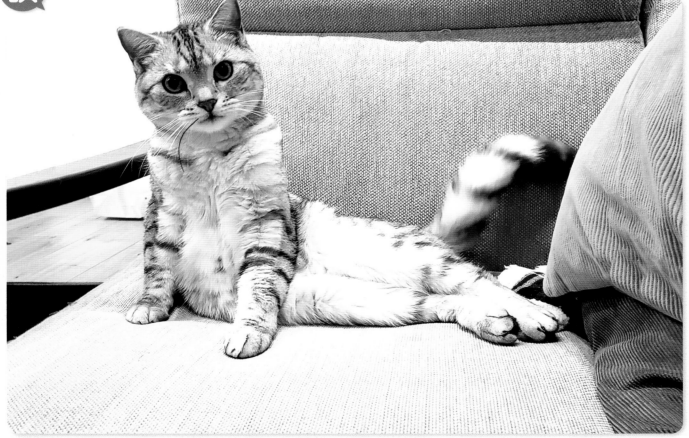

➡ 解答は66ページ

まちがいさがしのあと1個が
見つからなかったときの顔です

1分で 見つけた数	個
全部見つける までの時間	分　秒

正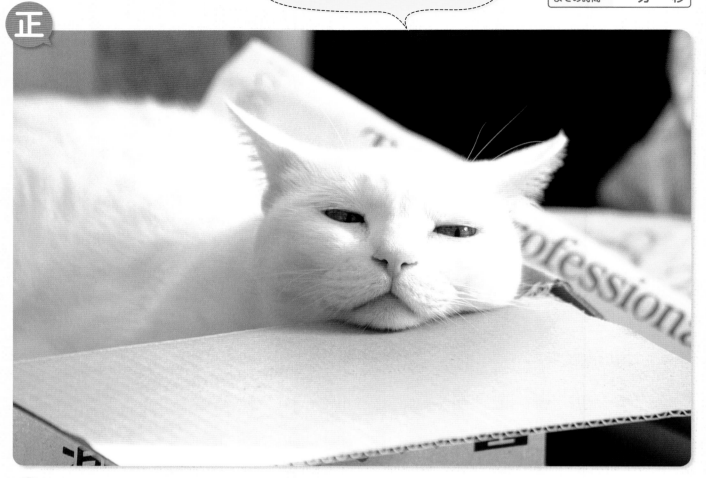

誤 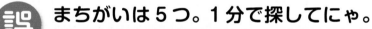 まちがいは5つ。1分で探してにゃ。

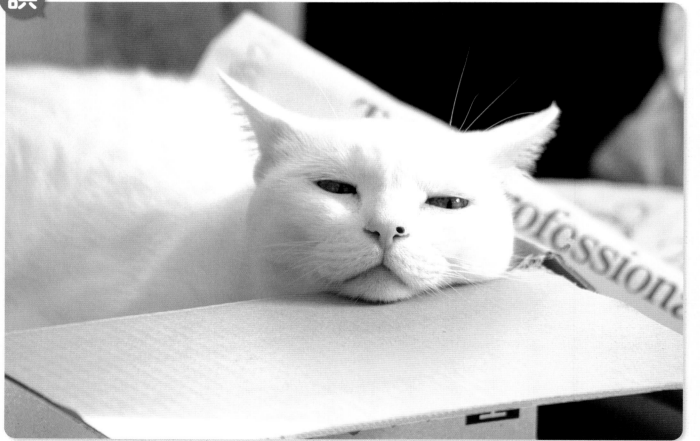

→解答は66ページ

さっき、
おやつくれるっていったのに
くれないのなぜ？ なぜ？

1分で 見つけた数	個
全部見つける までの時間	分　秒

正

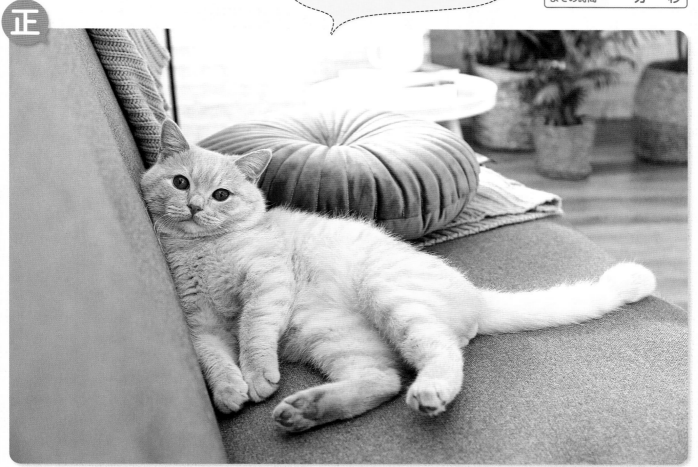

誤 まちがいは5つ。1分で探してにゃ。

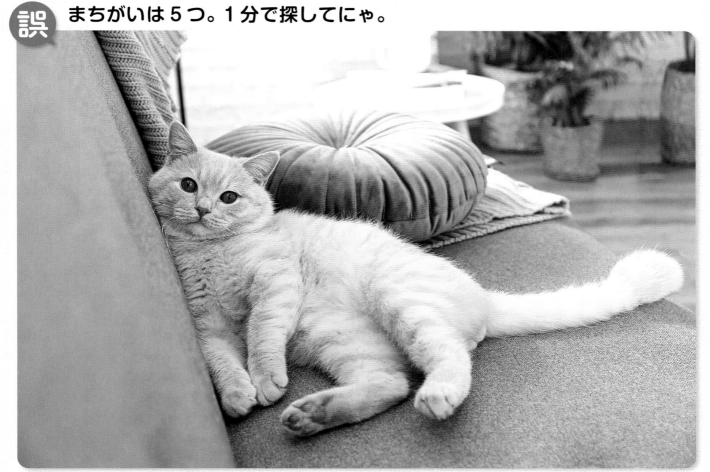

合図ねこ

オレがこうやったら、この子にカリカリ持ってきてくれ

1分で見つけた数		個
全部見つけるまでの時間	分	秒

正

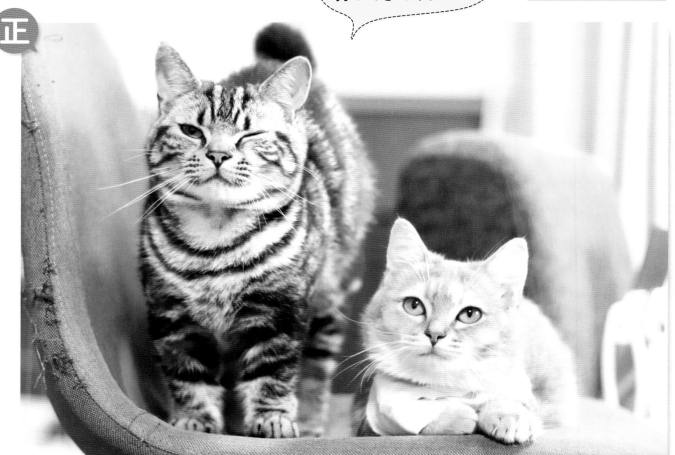

誤

まちがいは5つ。1分で探してにゃ。

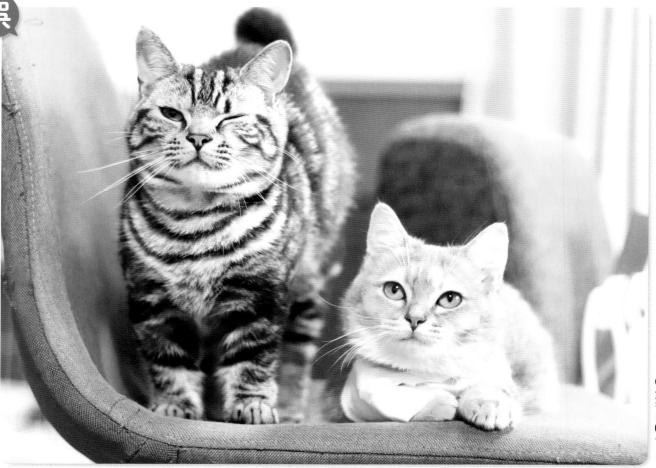

解答は67ページ

28

花売りねこ

きれいなお花は
いかがでちゅか？

1分で見つけた数	個
全部見つけるまでの時間	分　秒

正

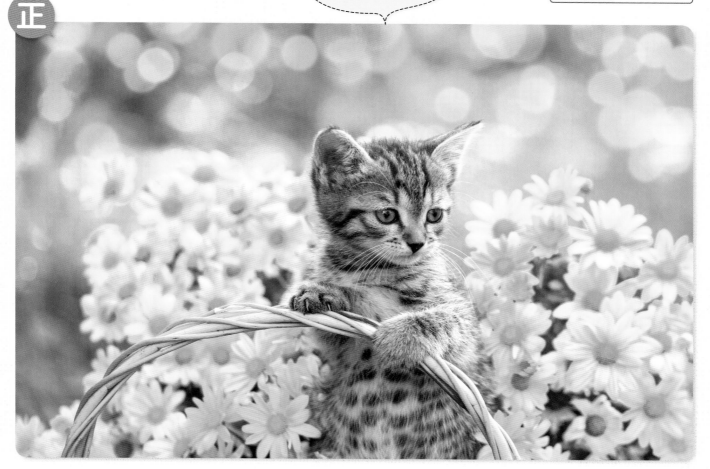

誤 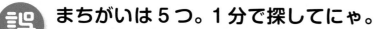 まちがいは5つ。1分で探してにゃ。

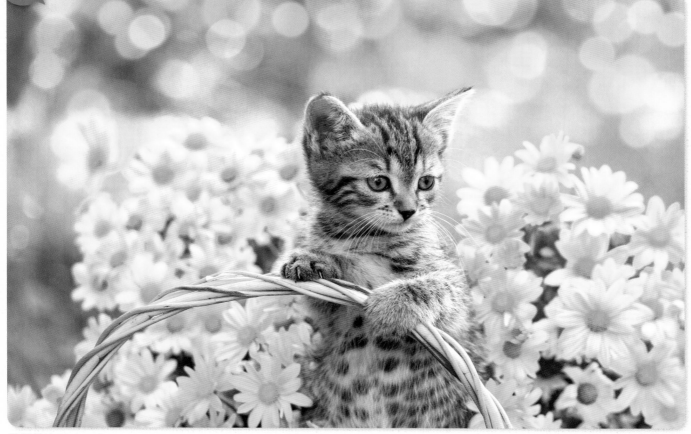

➡ 解答は67ページ

ニワトリねこ

ニワトリさんが
お散歩の間は
私が温めるにゃ

正

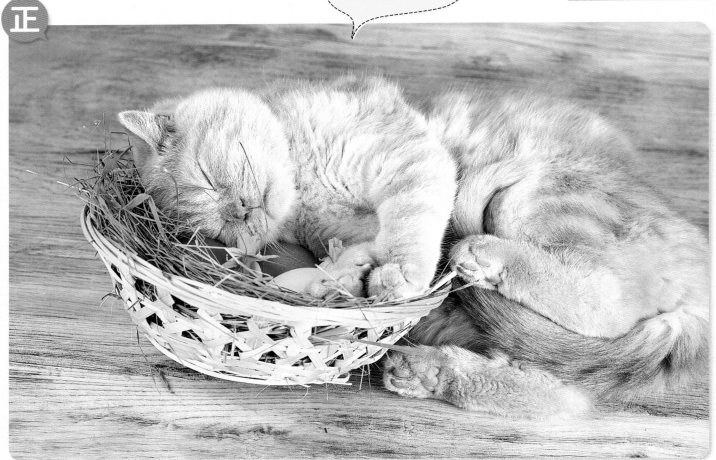

まちがいは5つ。1分で探してにゃ。

誤

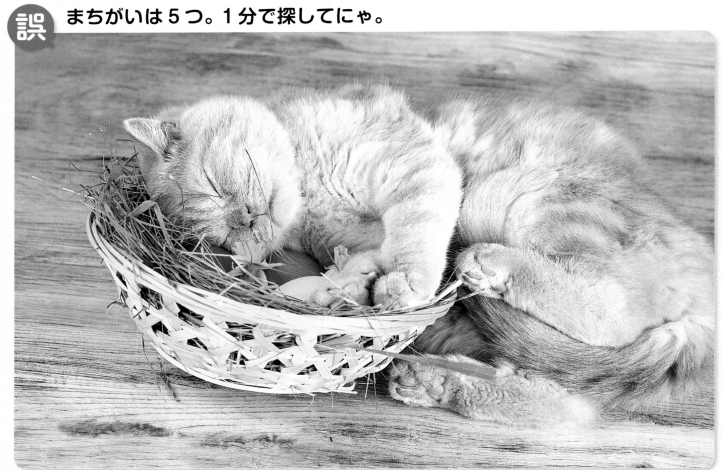

解答は67ページ

知らんぷりにゃんこ

この中にあった
おやつ？
し、しらにゃいよ…

正

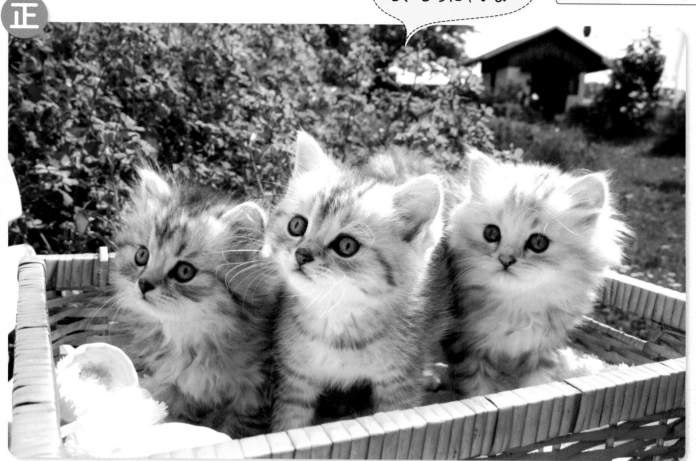

誤 まちがいは5つ。1分で探してにゃ。

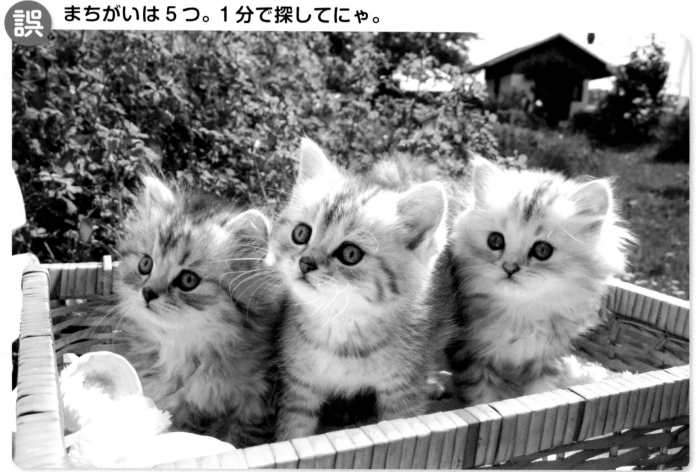

➡ 解答は67ページ

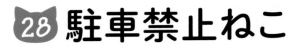

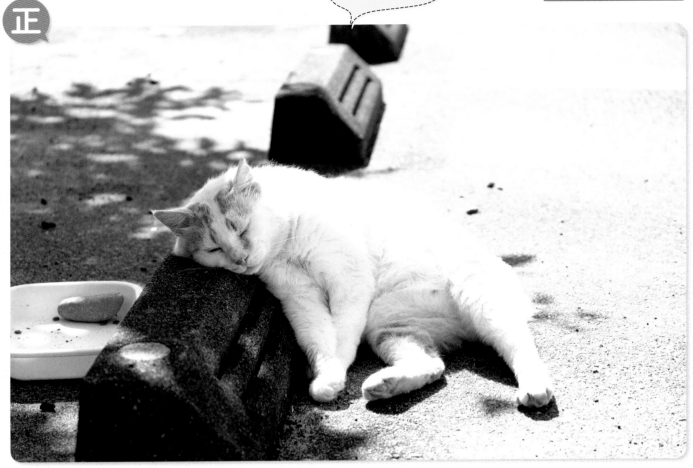

まちがいは 5 つ。1 分で探してにゃ。

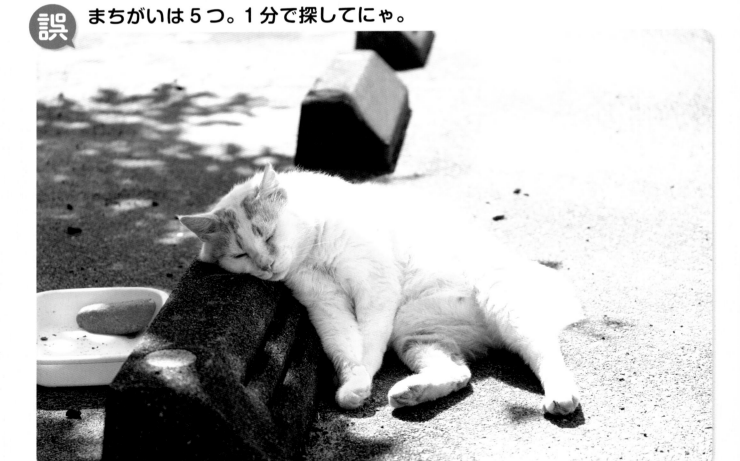

解答は67ページ

29 選挙ねこ

正

1分で 見つけた数	個
全部見つける までの時間	分　秒

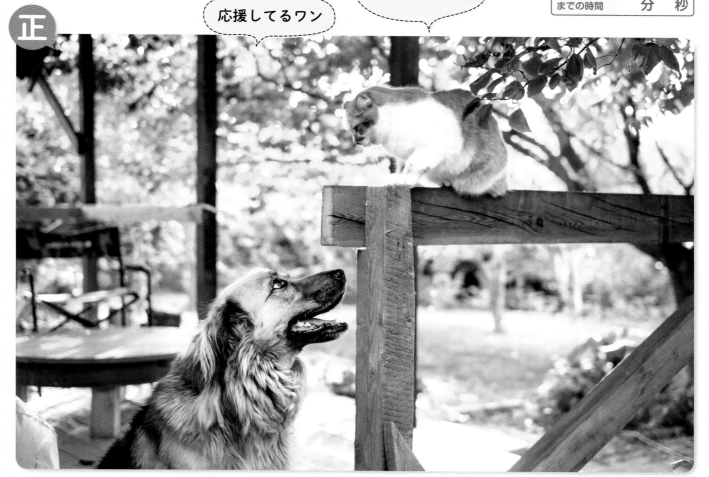

誤 **まちがいは５つ。１分で探してにゃ。**

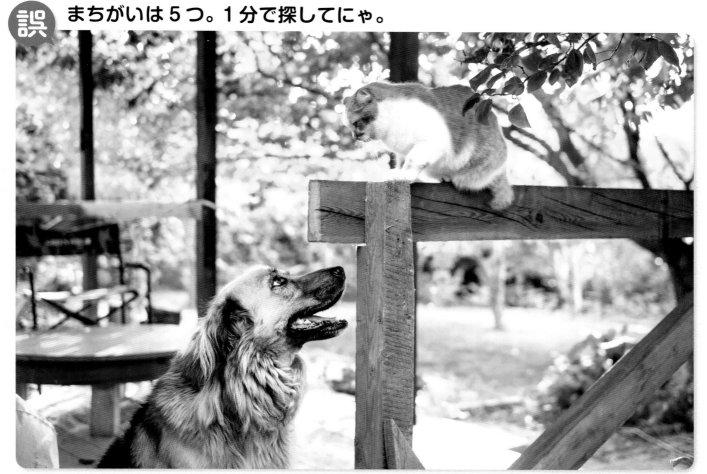

➡ 解答は67ページ

正

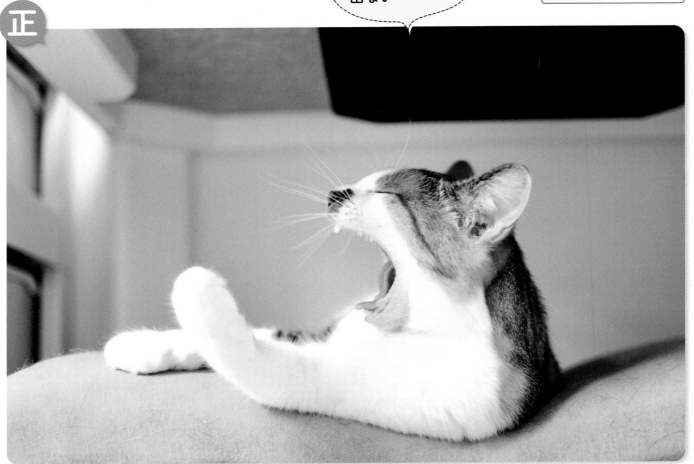

○ 解答は67ページ

誤 **まちがいは5つ。1分で探してにゃ。**

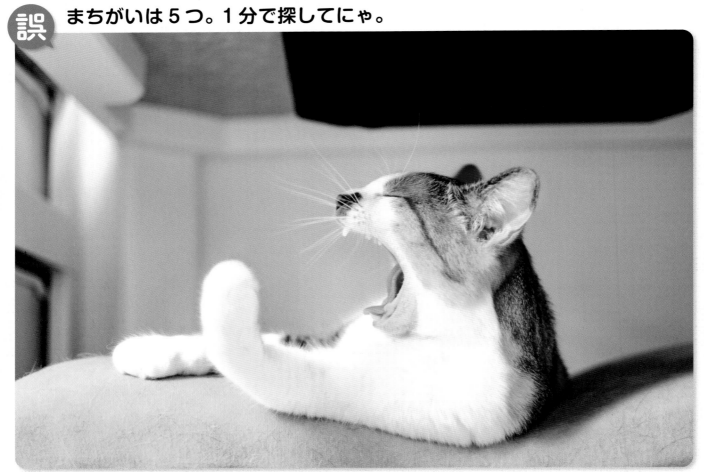

○ 解答は67ページ

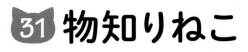

31 物知りねこ

正

違う、
そうじゃないって、
貸してみな

1分で 見つけた数		個
全部見つける までの時間	分	秒

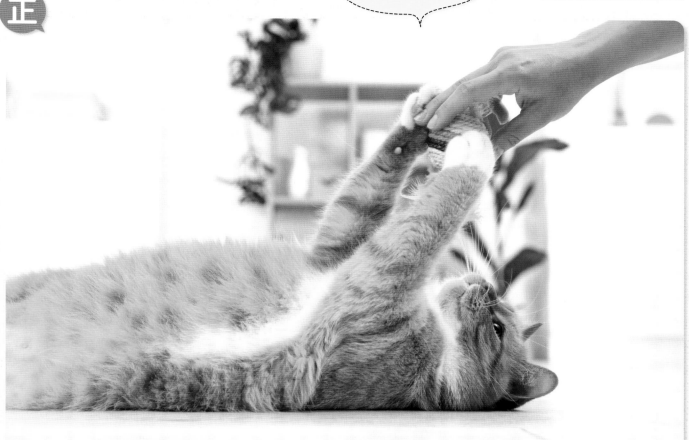

誤 **まちがいは5つ。1分で探してにゃ。**

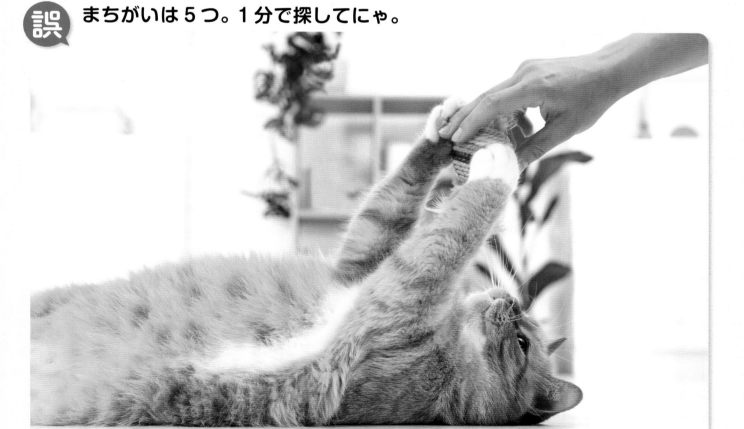

◯ 解答は68ページ

ここで、アイーンの
ポーズとかしたら
新しくないですか？

正

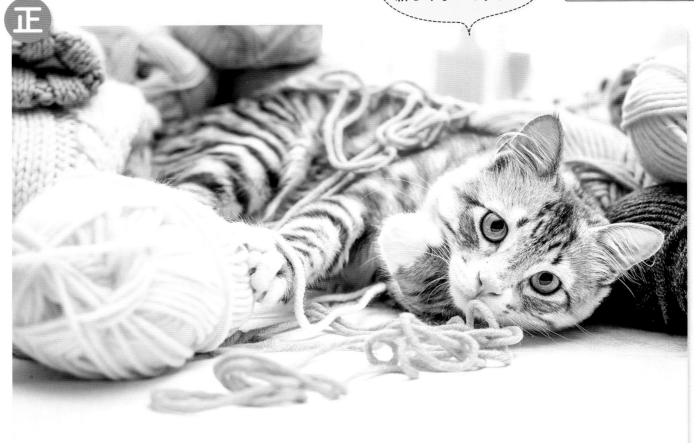

誤 まちがいは5つ。1分で探してにゃ。

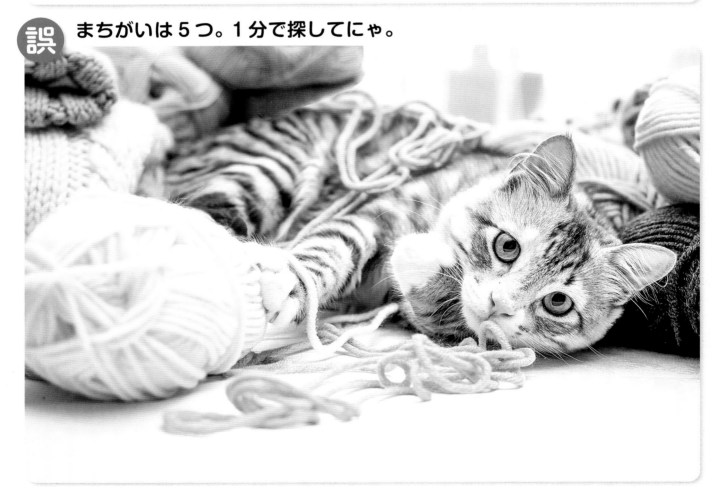

⮕ 解答は68ページ

正

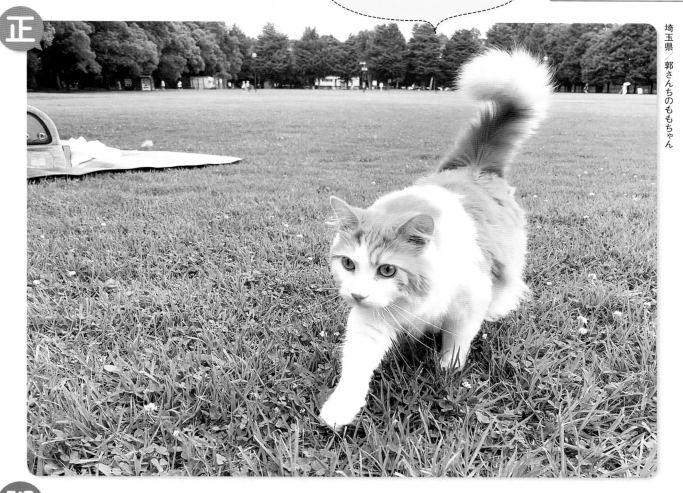

1分で 見つけた数	個
全部見つける までの時間	分 秒

埼玉県／郭さんちのももちゃん

誤

まちがいは5つ。1分で探してにゃ。

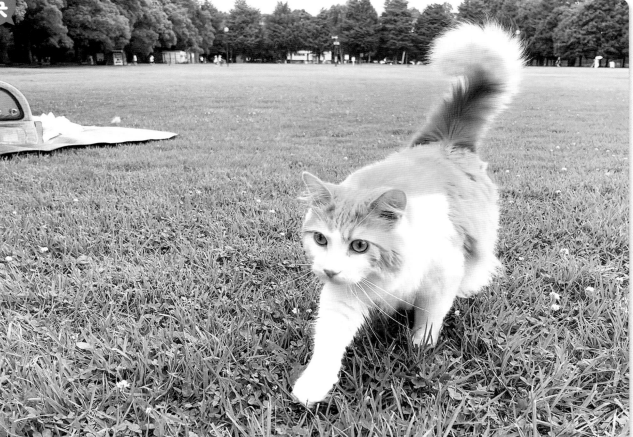

解答は68ページ

まちがいさがしで
疲れた人は、
一回休憩してにゃ

| 1分で
見つけた数 | 個 |
| 全部見つける
までの時間 | 分　秒 |

正

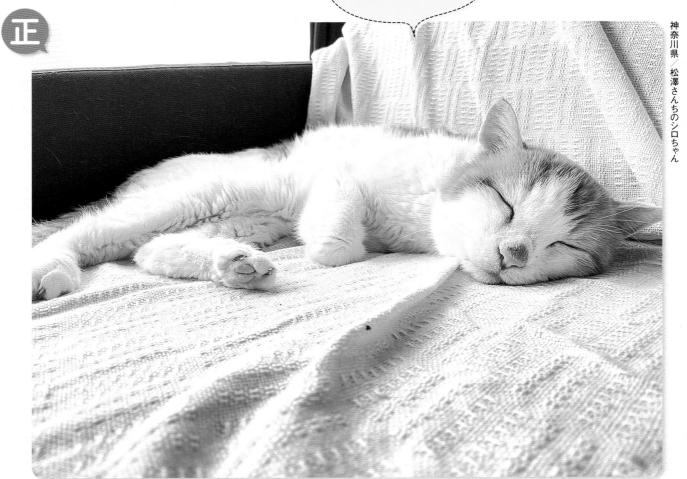

誤

まちがいは5つ。1分で探してにゃ。

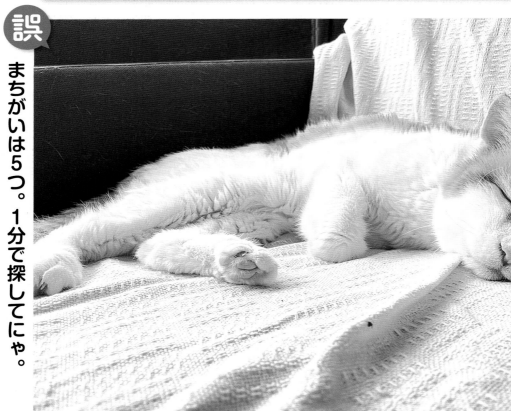

神奈川県／松澤さんちのシロちゃん

➡ 解答は68ページ

35 王手ねこ

はい、これで詰んだよ

正

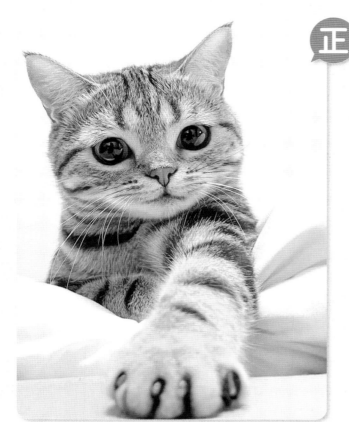

誤

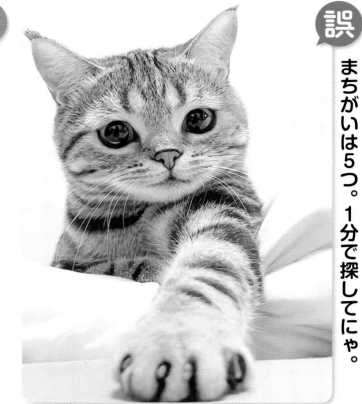

まちがいは5つ。1分で探してにゃ。

⬛解答は68ページ

36 バスケットボールねこ

ヘイ！パス!!

1分で見つけた数	個
全部見つけるまでの時間	分　秒

⬛解答は68ページ

正

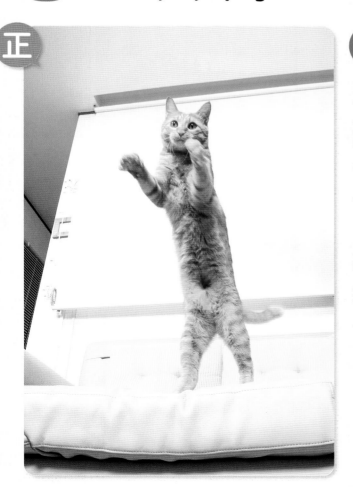

誤

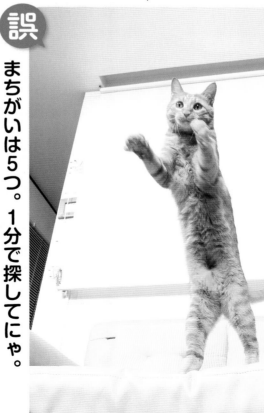

まちがいは5つ。1分で探してにゃ。

37 カレンダーねこ

→解答は68ページ

正

今日はねこ年、
3月1日を
お知らせします

1分で 見つけた数	個
全部見つける までの時間	分　秒

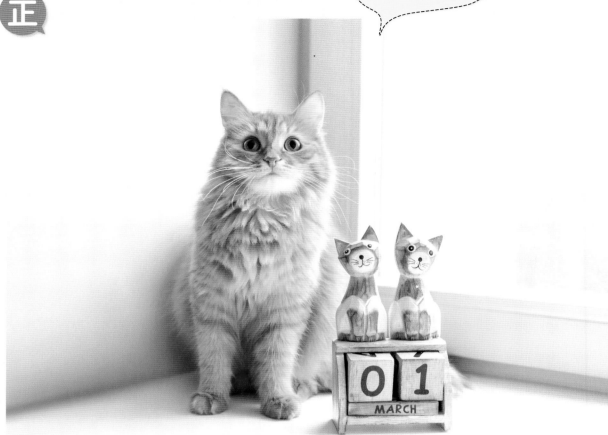

誤 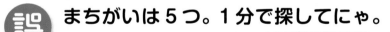 まちがいは5つ。1分で探してにゃ。

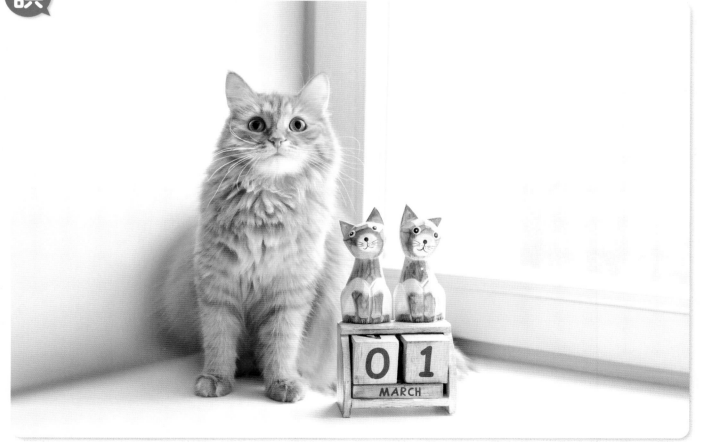

ニャリバー旅行記

なんだこの
大きいねこさんは！
つかまえろっ！

1分で見つけた数	個
全部見つけるまでの時間	分 秒

正

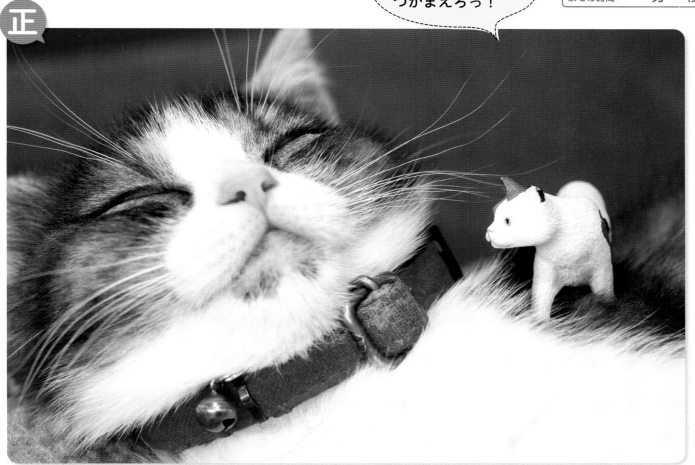

誤 まちがいは5つ。1分で探してにゃ。

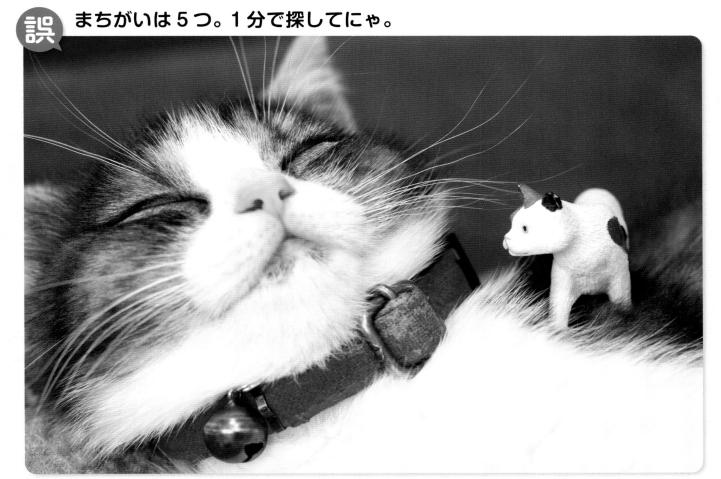

➡解答は69ページ

39 天気予報ねこ

なんか雨降りそう。
この屋根じゃ不安だな

正

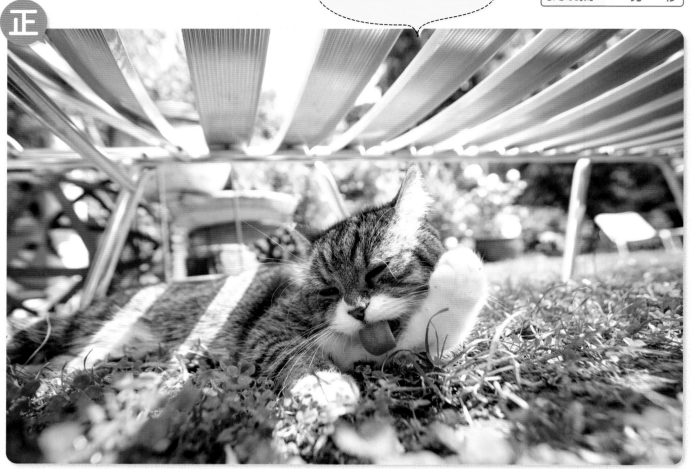

誤 まちがいは5つ。1分で探してにゃ。

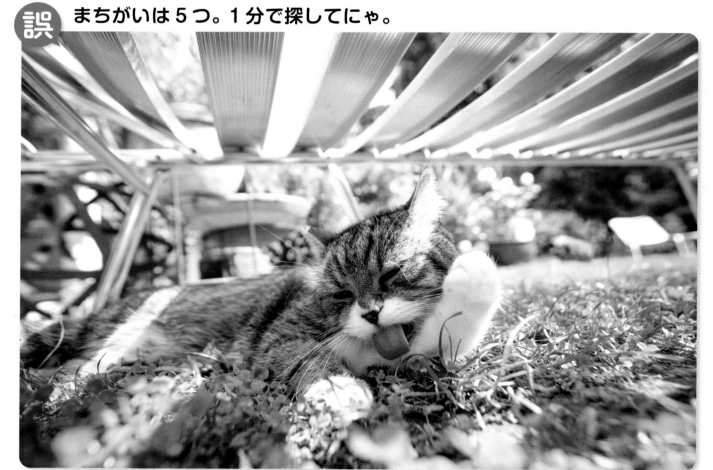

➡ 解答は69ページ

40 最終ホールねこ

 正

> このパットを
> 決めれば優勝にゃ

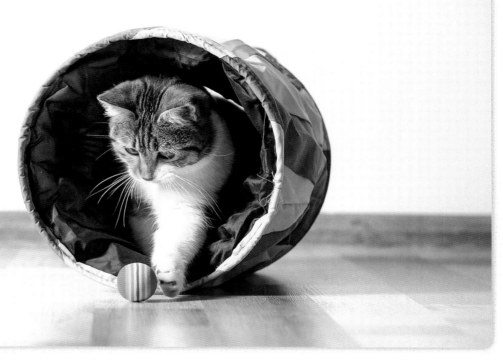

誤 まちがいは5つ。1分で探してにゃ。

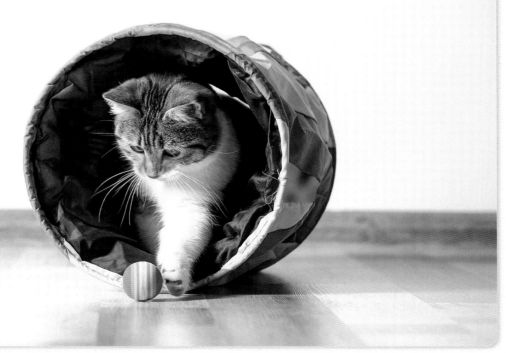

➡解答は69ページ

41 ねこに小判ねこ

解答は69ページ

1分で 見つけた数	個
全部見つける までの時間	分　秒

一番欲しいのは
カリカリなんだけど

正

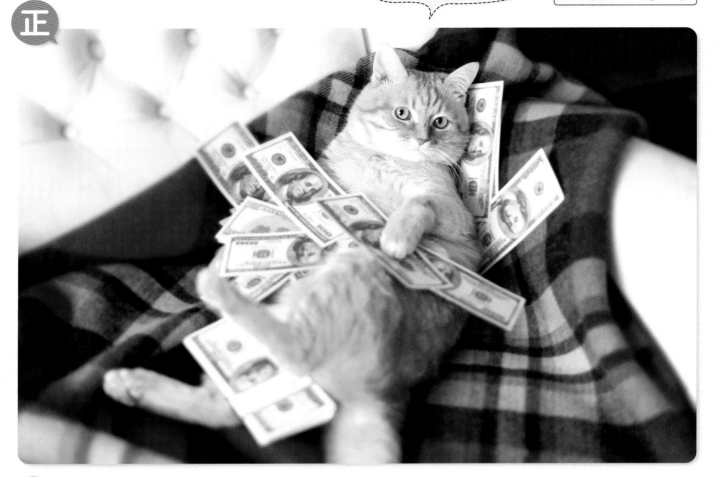

誤 **まちがいは5つ。1分で探してにゃ。**

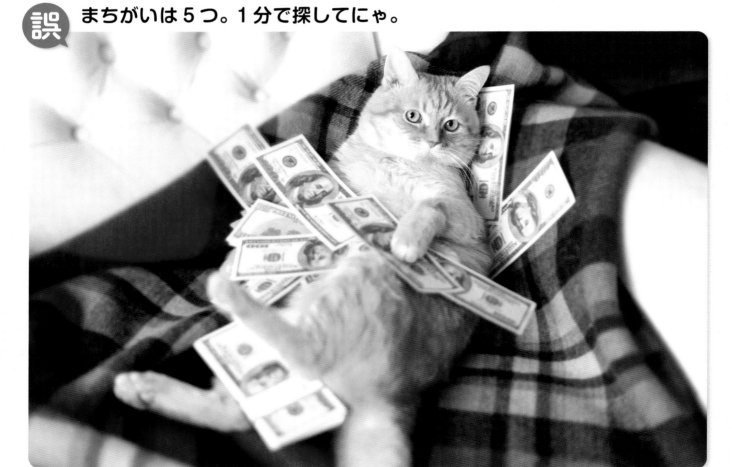

42 圧ねこ

正

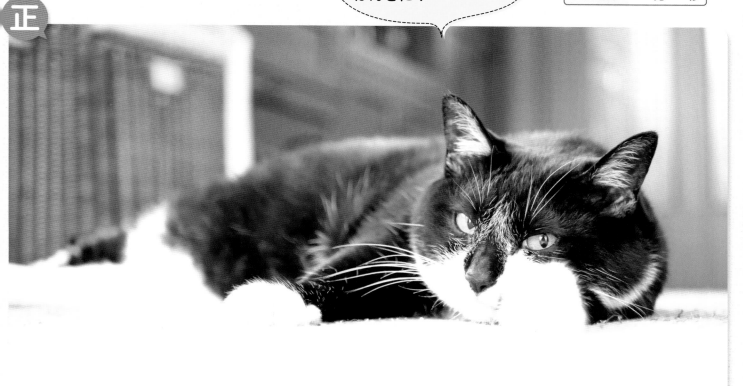

誤 まちがいは5つ。1分で探してにゃ。

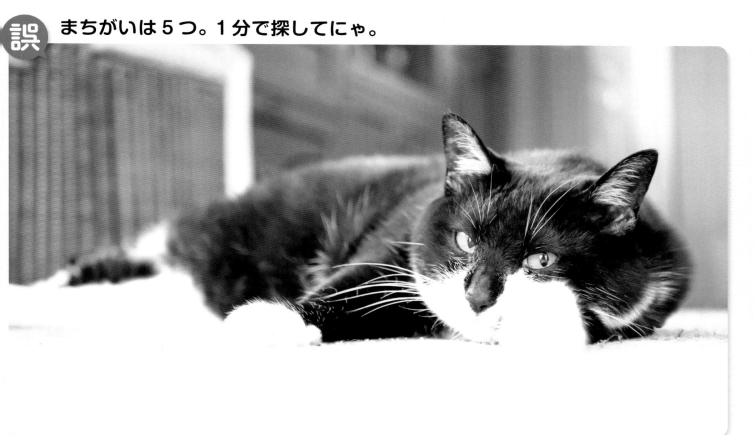

➡ 解答は69ページ

赤外線はこうやって
よけるのにゃ〜

| 1分で
見つけた数 | | 個 |
| 全部見つける
までの時間 | 分 | 秒 |

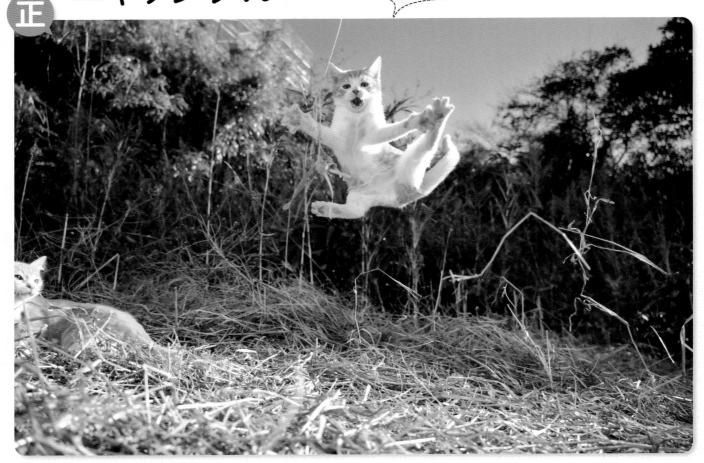

まちがいは5つ。1分で探してにゃ。

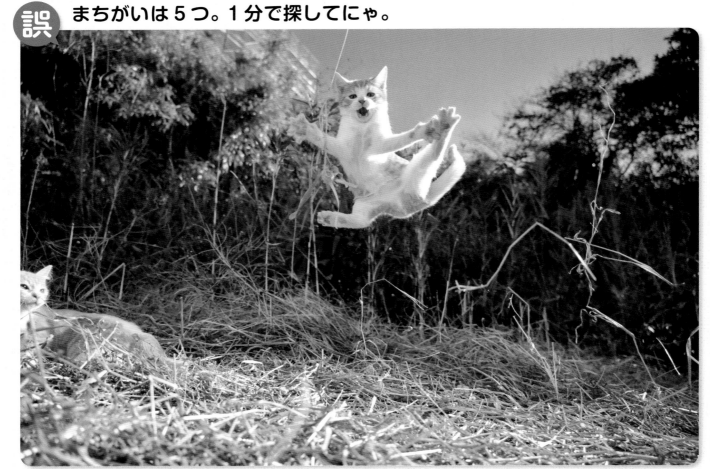

➡ 解答は69ページ

44 シンデレラねこ

お姉さんたちは
今ごろ舞踏会かぁ…

正

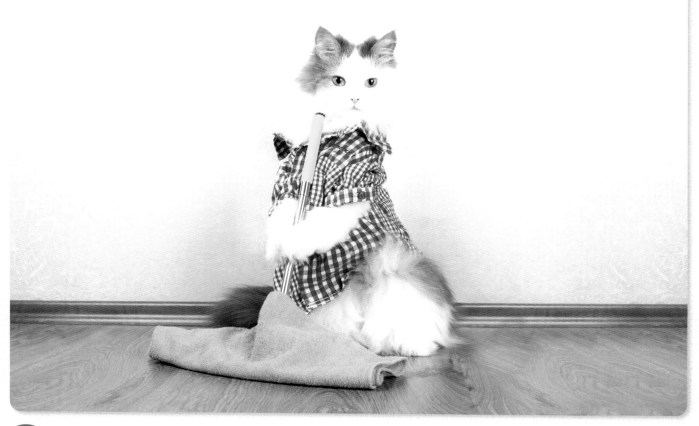

 まちがいは5つ。1分で探してにゃ。

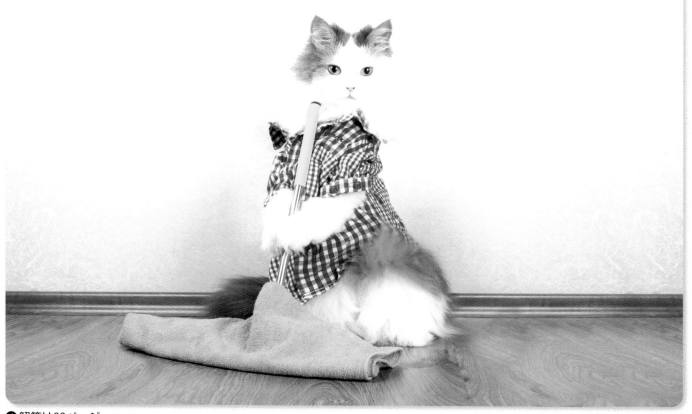

➡解答は69ページ

おさかな抱えたねこ

あの姉ちゃん、本当にはだしで追いかけてきたな

1分で見つけた数		個
全部見つけるまでの時間	分	秒

正

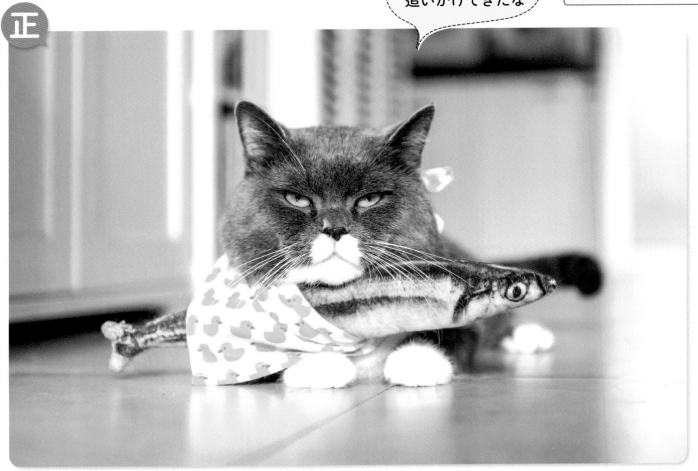

まちがいは5つ。1分で探してにゃ。

誤

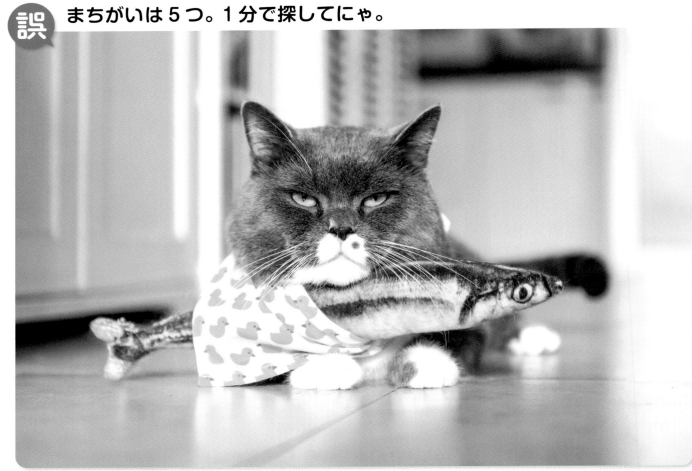

解答は69ページ

46 ごめん寝ねこ

眠いのでお顔は
見せられません〜
ごめんにゃさい

1分で 見つけた数	個
全部見つける までの時間	分　秒

正

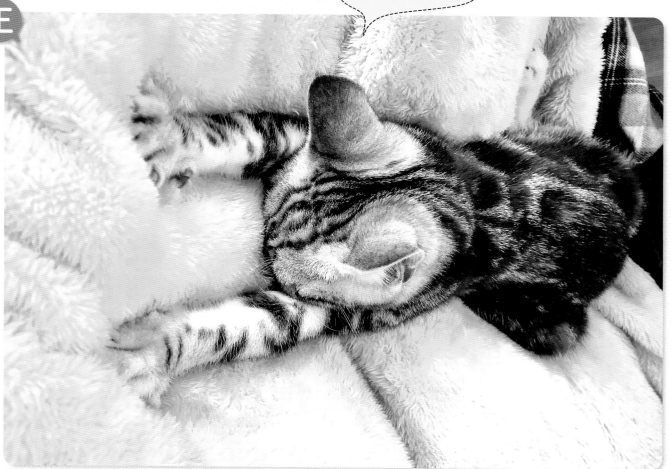

誤

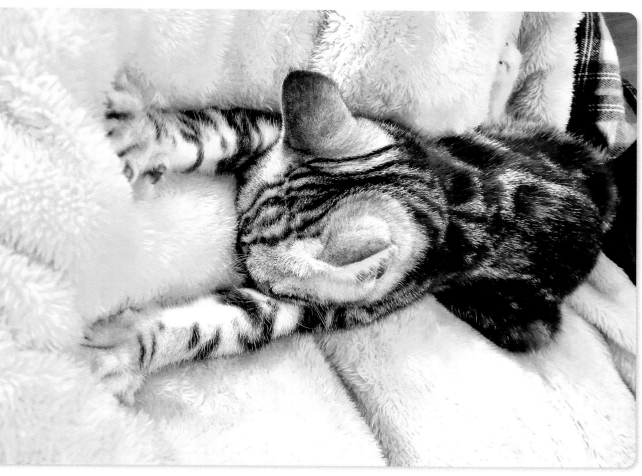

まちがいは5つ。1分で探してにゃ。

解答は70ページ

ちわー！　ご注文の
ねこ鍋大盛りでーす

1分で見つけた数	個
全部見つけるまでの時間	分　秒

正

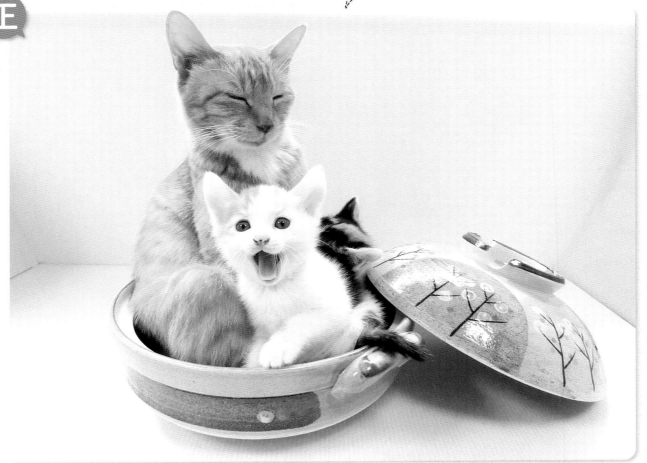

誤

まちがいは5つ。1分で探してにゃ。

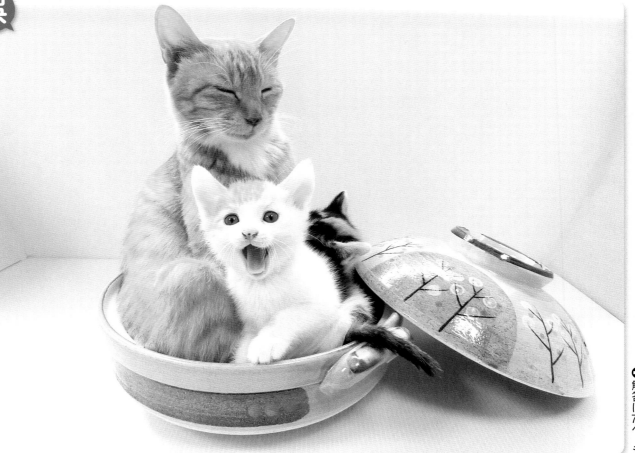

➡ 解答は70ページ

48 尊敬ねこ

お庭掃除全部やったの!?
えらすぎにゃ

正

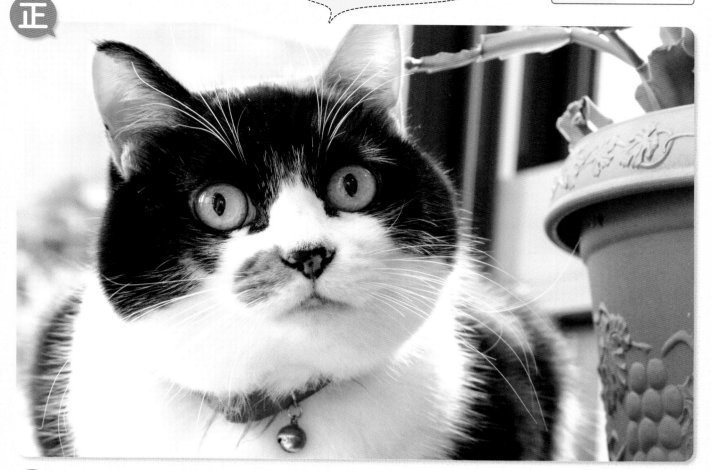

誤 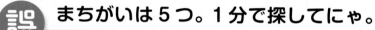 まちがいは5つ。1分で探してにゃ。

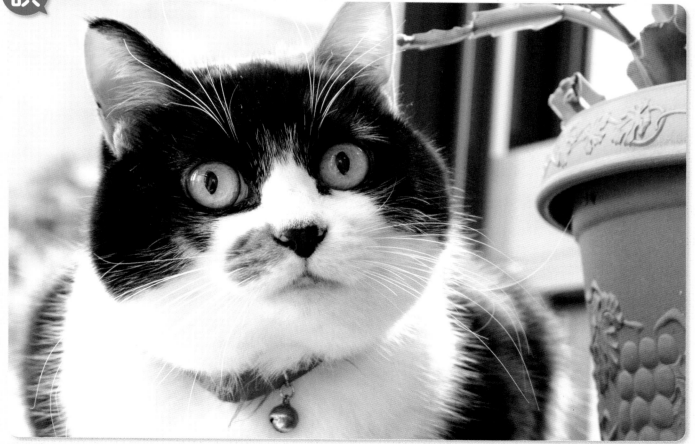

解答は70ページ

あなた頭が高くてよ。
…あれ、私が低いの？

正

→ 解答は70ページ

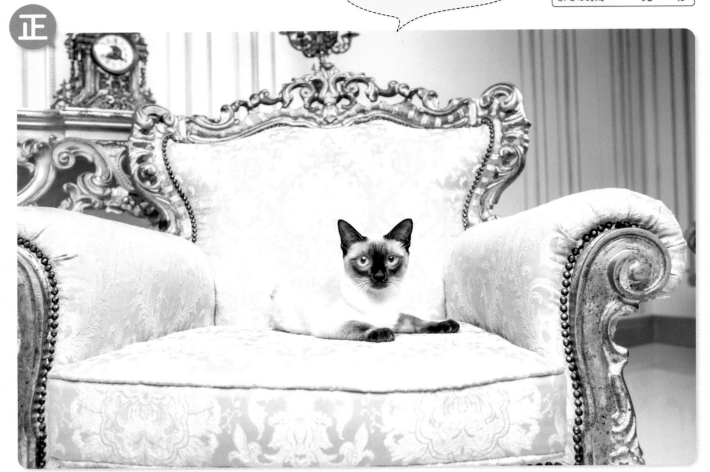

誤 まちがいは5つ。1分で探してにゃ。

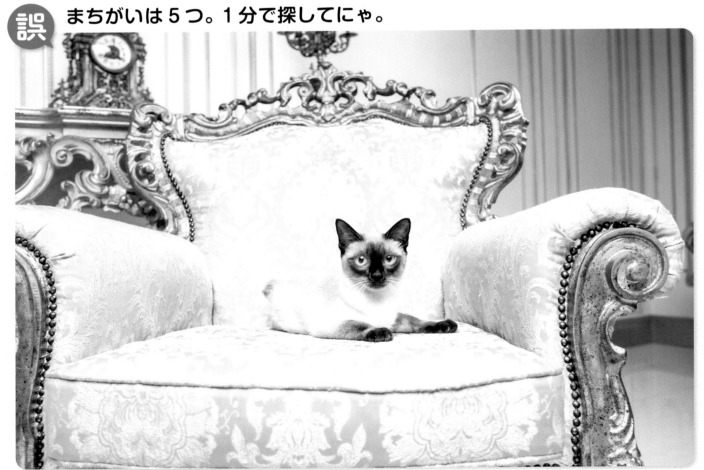

→ 解答は70ページ

50 お手上げねこ

何をいってるか
さっぱりわからんにゃ

<table>
<tr><td>1分で
見つけた数</td><td>個</td></tr>
<tr><td>全部見つける
までの時間</td><td>分　秒</td></tr>
</table>

正

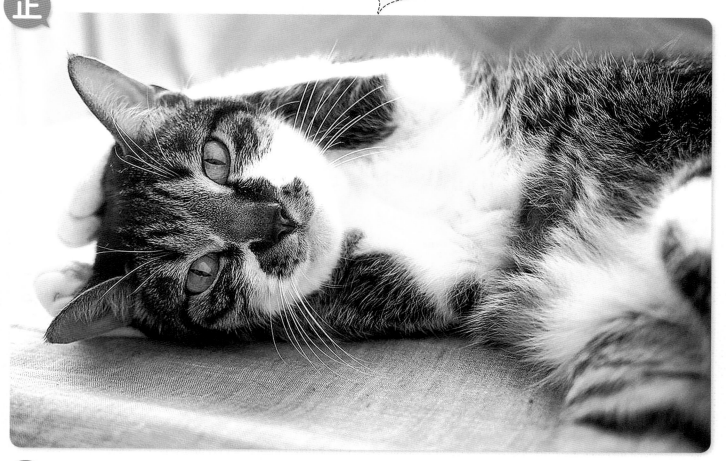

誤 まちがいは5つ。1分で探してにゃ。

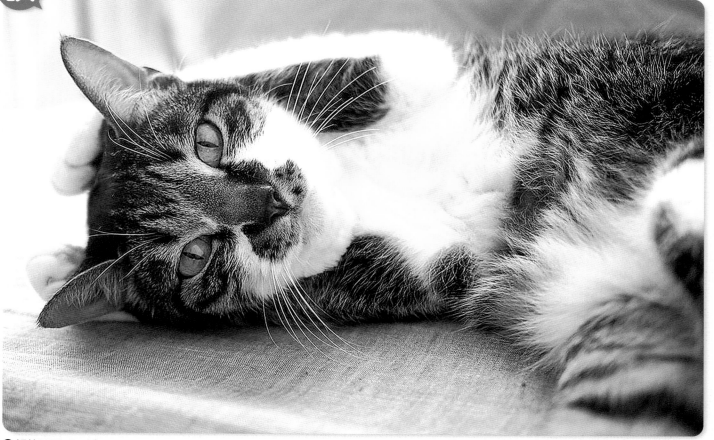

解答は70ページ

51 お世話ねこ

子供を寝かしつけたら、ドラマの続き見よ

正

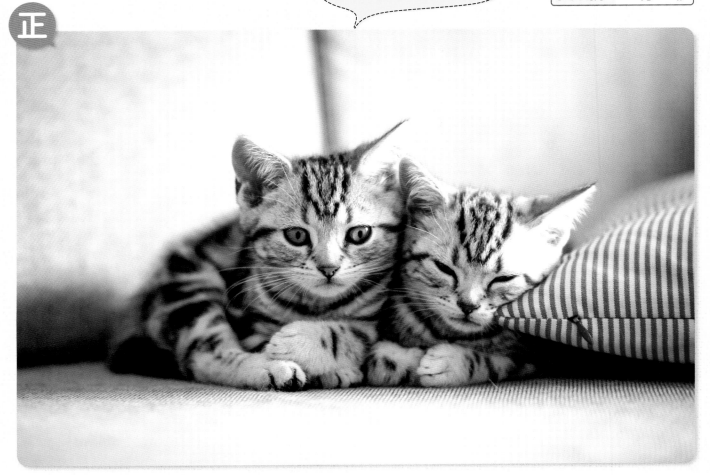

誤 まちがいは5つ。1分で探してにゃ。

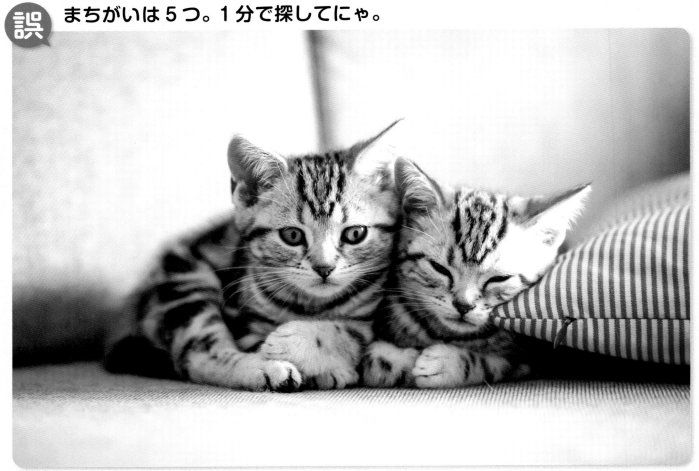

➡ 解答は70ページ

52 司書ねこ

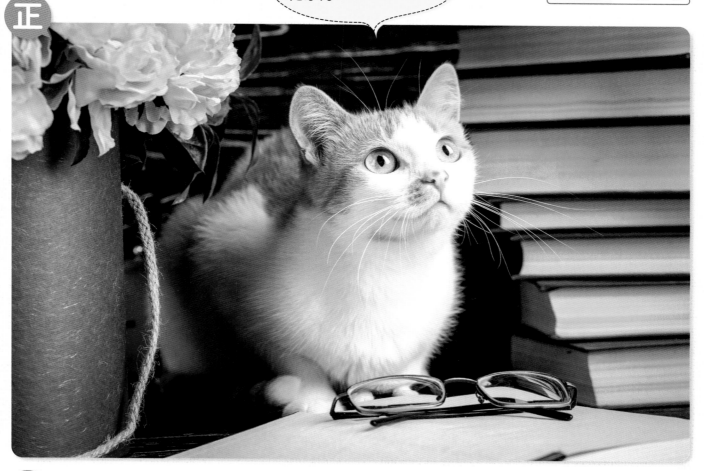

えっと、確か、
ねこの図鑑は1階です。
たぶん

まちがいは5つ。1分で探してにゃ。

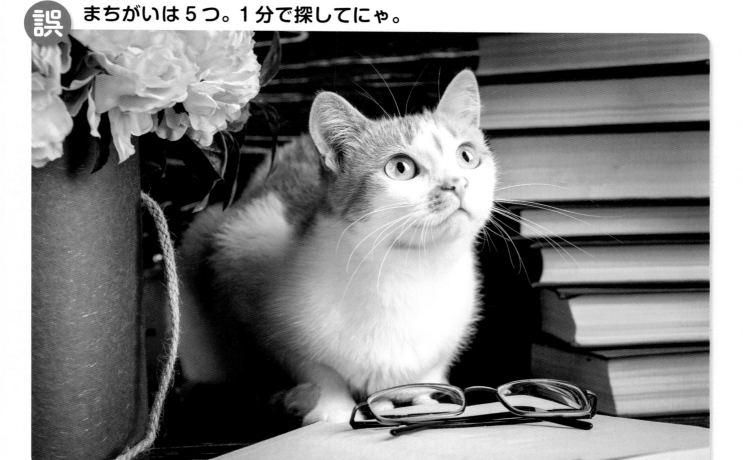

解答は70ページ

指導ねこ

寝ながらのシェーは
こうやります

正

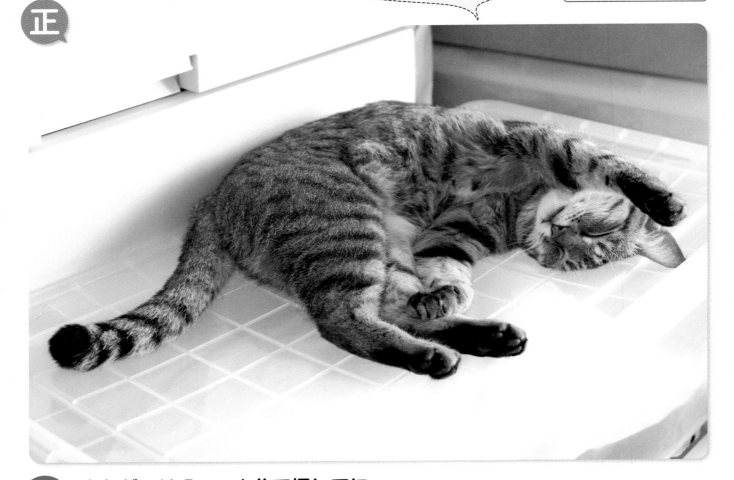

誤 まちがいは5つ。1分で探してにゃ。

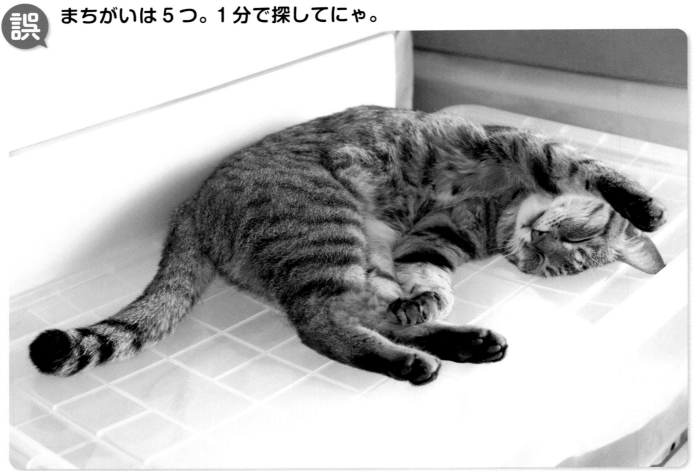

54 ぱっちりねこ

えっ!!
推しが結婚したって!?

正

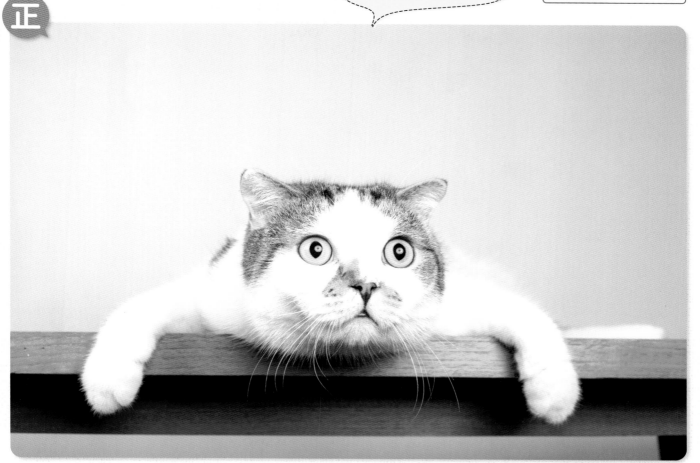

誤 まちがいは5つ。1分で探してにゃ。

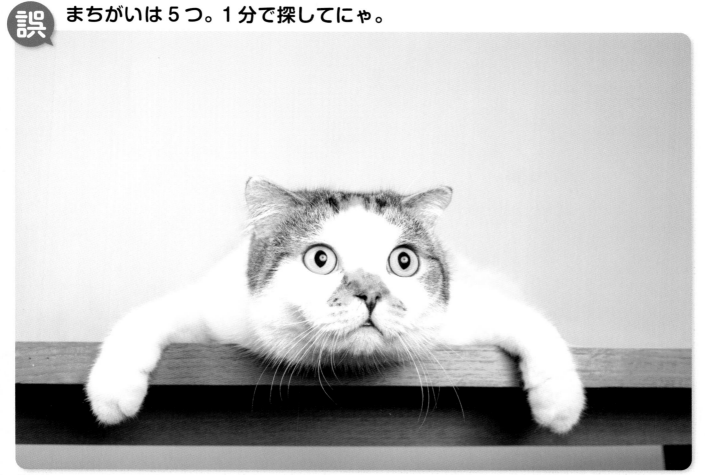

➡ 解答は71ページ

獲物を狙うときは、頭を低くね

正

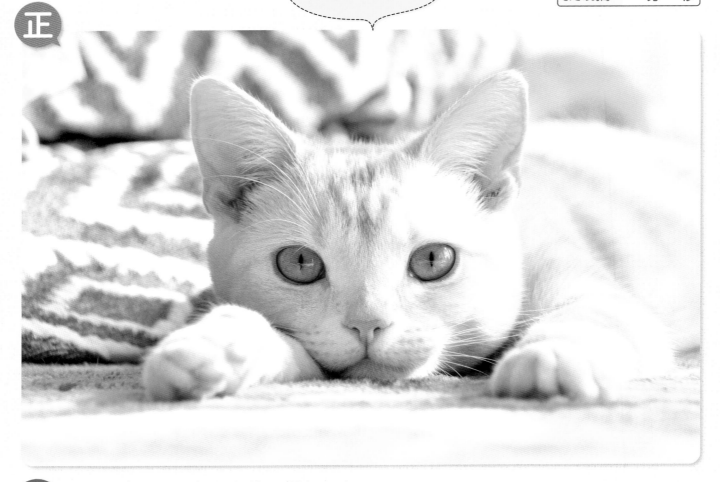

誤 まちがいは5つ。1分で探してにゃ。

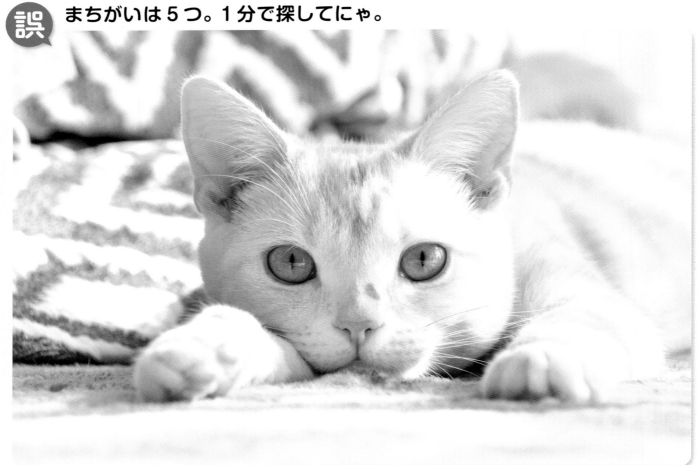

➡解答は71ページ

正

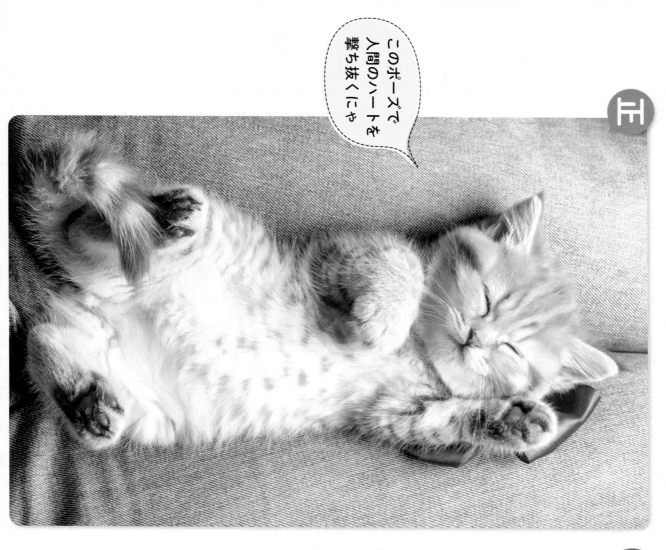

このポーズで
人間のハートを
撃ち抜くにゃ

誤

まちがいは5つ。1分で探してにゃ。

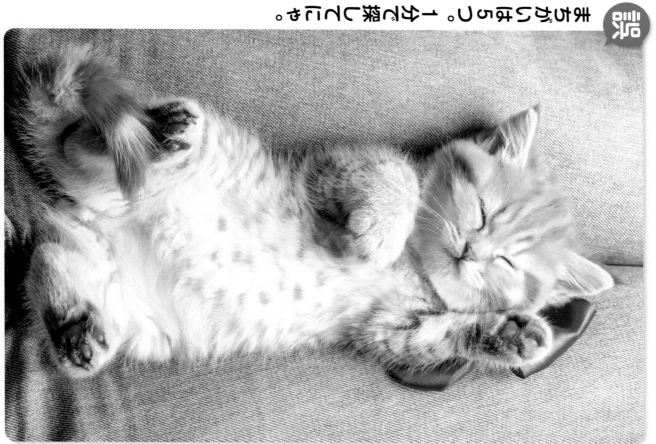

1分で	個
見つけた数	
全部見つける	
までの時間	分
	秒

解答 ➡ 71ページ

私が鈴を鳴らしたら
すぐに来るのよ？
わかったわね

| 1分で 見つけた数 | | 個 |
| 全部見つける までの時間 | 分 | 秒 |

正

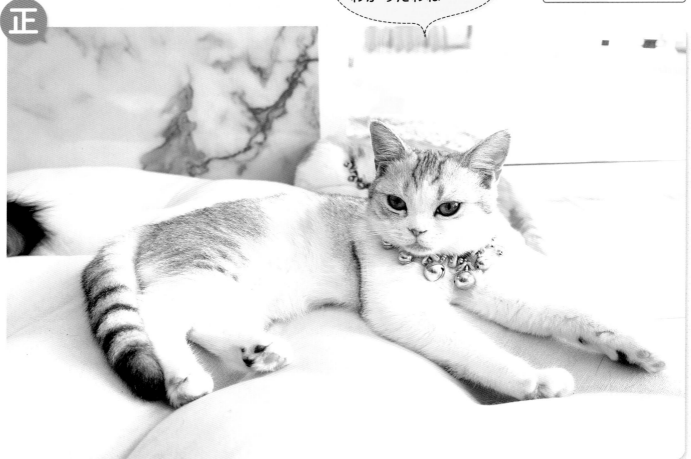

⮕ 解答は71ページ

誤 **まちがいは5つ。1分で探してにゃ。**

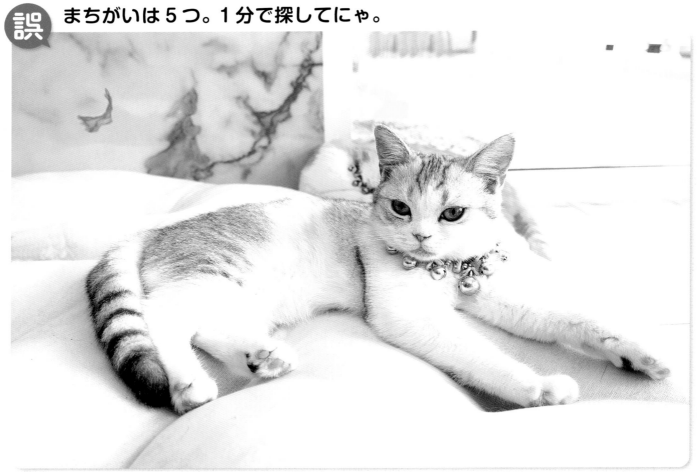

⮕ 解答は71ページ

58 ご苦労ねこ

正

ふぅ、やっと
ご主人の遊び相手から
解放されたぜ

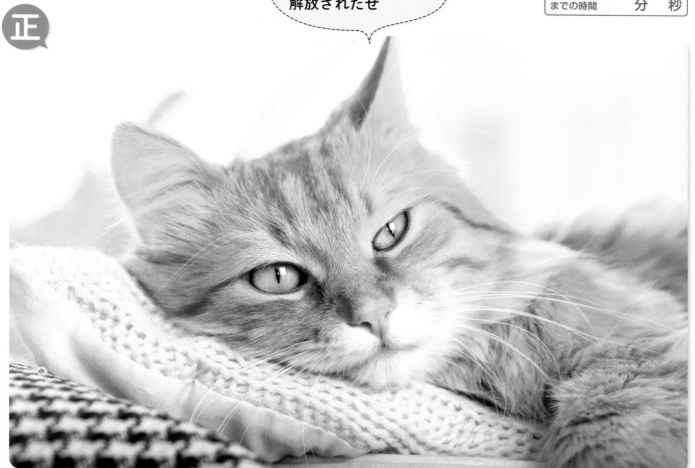

誤 まちがいは5つ。1分で探してにゃ。

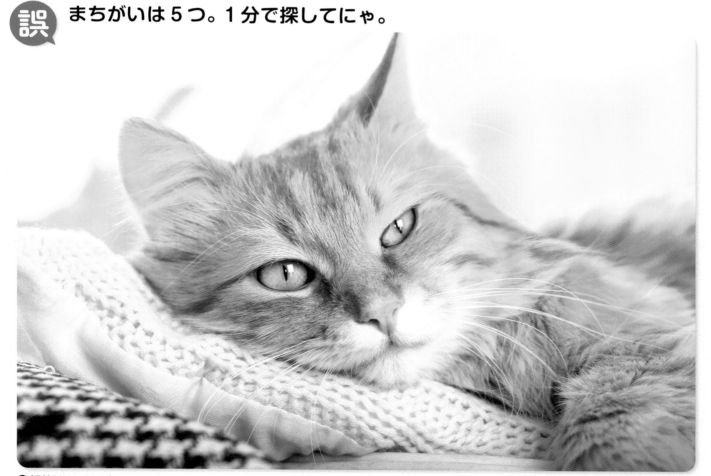

➡ 解答は71ページ

新しい企画が
１つも浮かばにゃい

| 1分で 見つけた数 | 個 |
| 全部見つける までの時間 | 分　秒 |

正

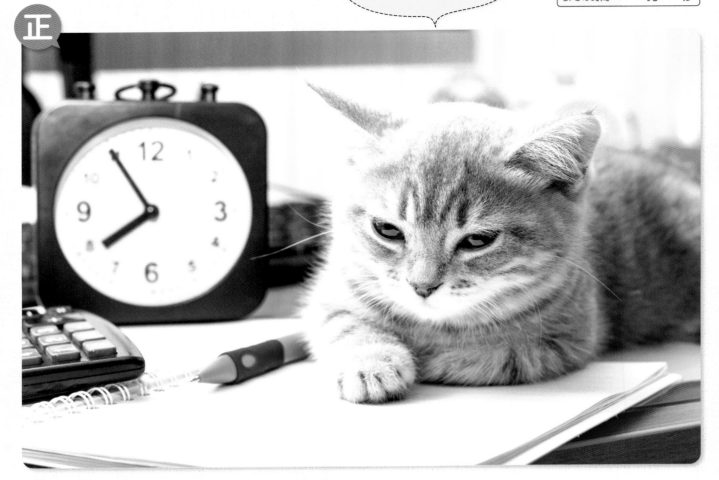

➡解答は71ページ

誤 まちがいは５つ。１分で探してにゃ。

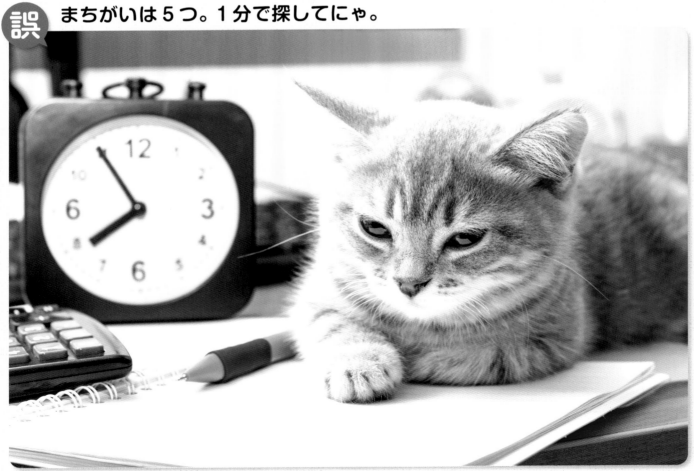

60 訴えねこ

はい、本当にさっき
おやつもらってません

| 1分で
見つけた数 | 個 |
| 全部見つける
までの時間 | 分　秒 |

正

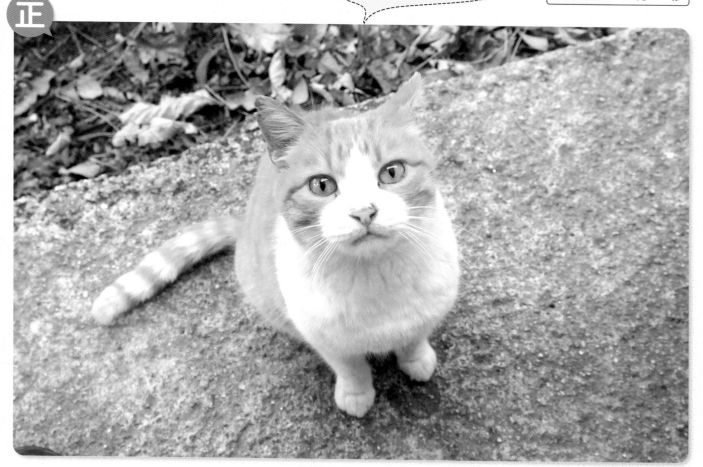

誤　まちがいは5つ。1分で探してにゃ。

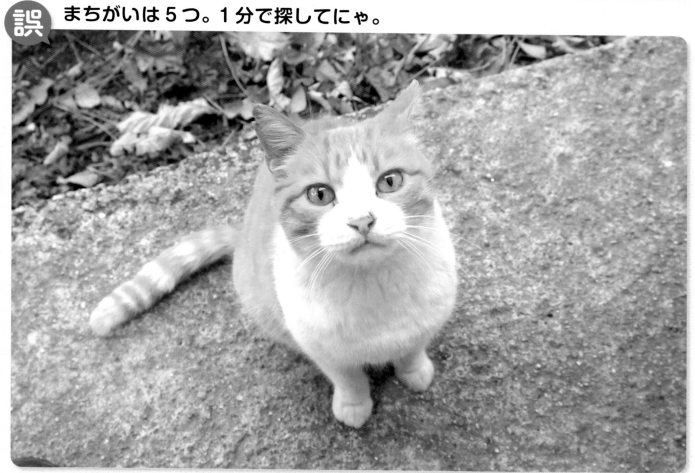

➡解答は71ページ

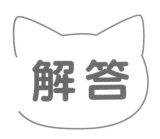

解答

※印刷による汚れ・カスレなどはまちがいに含まれません。

① 紹介ねこ（P5）

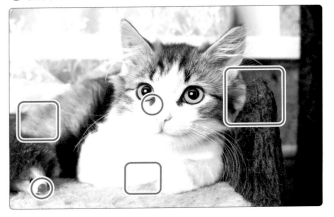

② お祈りねこ（P6）

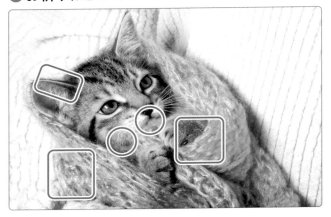

③ 修行ねこ（P7）

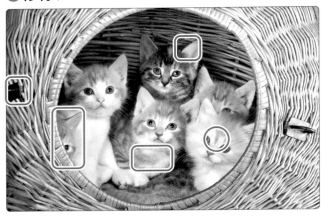

④ 主役奪われねこ（P8）

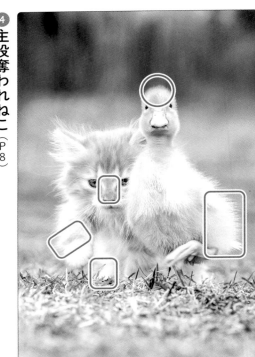

⑤ ミュージシャンねこ（P9）

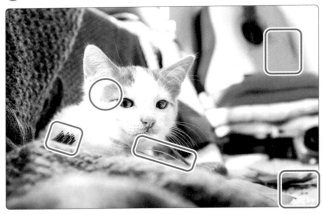

⑥ 後悔ねこ（P10）

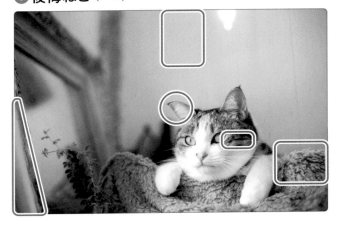

❼ 犯人ねこ（P11）

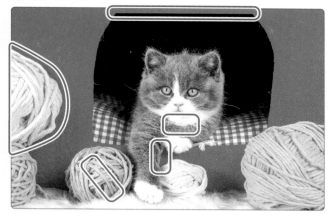

❽ 演技派ねこ（P12）

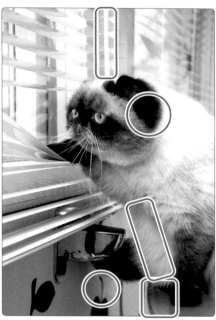

❾ ご意見番ねこ（P13）

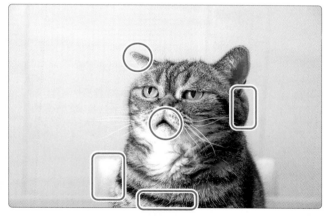

❿ マナーねこ（P14）

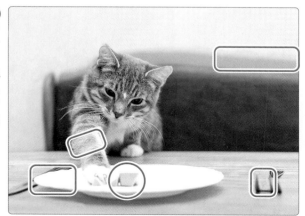

⓫ アンコールねこ（P15）

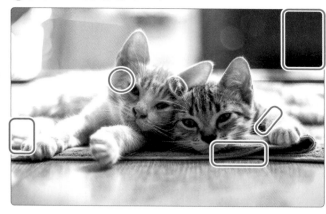

⓬ 眺めねこ（P16）

⓭ 静観ねこ（P17）

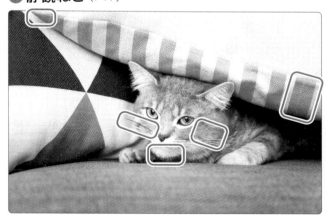

⓮ 食っちゃ寝ねこ（P18）

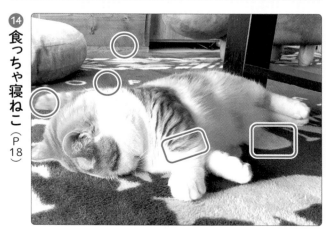

65

⑮ 店主ねこ（P19）

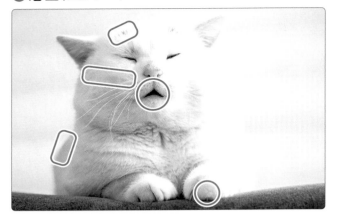

⑯ 感動ねこ（P20）

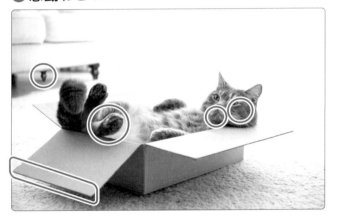

⑰ 飛行機ねこ（P21）

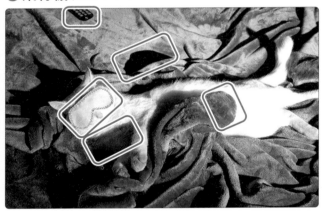

⑱ 任されねこ（P22）

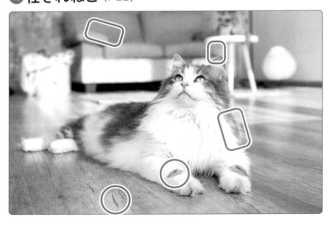

⑲ 薄目ねこ（P23）

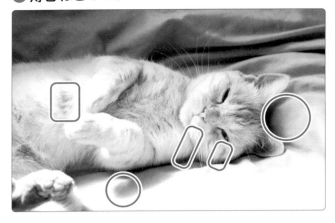

⑳ 突撃ねこ（P24）

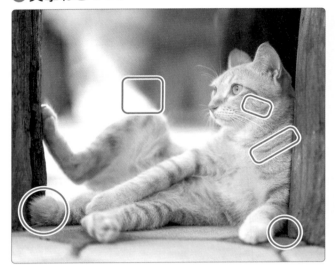

㉑ ピラティスねこ（P25）

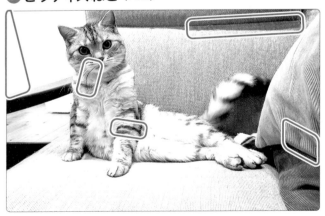

㉒ 代弁ねこ（P26）

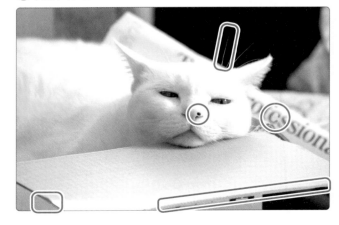

㉓ 解せぬねこ（P27）

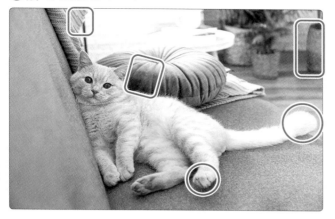

㉔ 合図ねこ（P28）

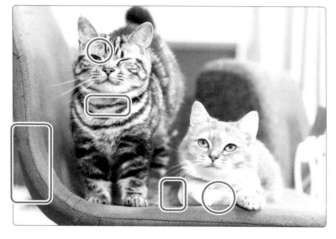

㉕ 花売りねこ（P29）

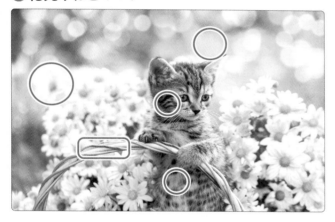

㉖ ニワトリねこ（P30）

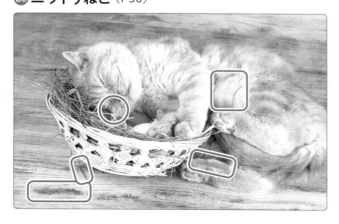

㉗ 知らんぷりにゃんこ（P31）

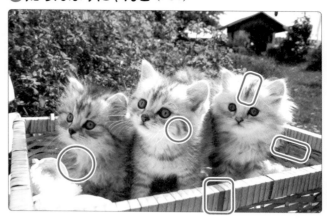

㉘ 駐車禁止ねこ（P32）

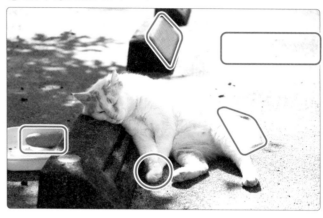

㉙ 選挙ねこ（P33）

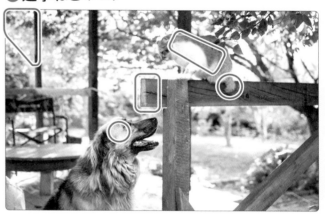

㉚ 発声練習ねこ（P34）

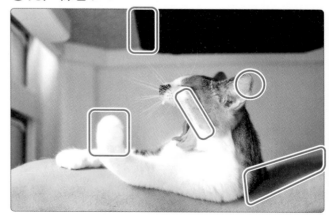

㉛ 物知りねこ（P35）

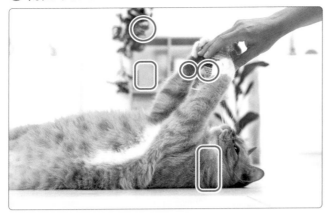

㉜ ポージング考えねこ（P36）

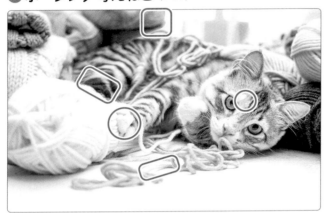

㉝ キャンパーねこ（P37）

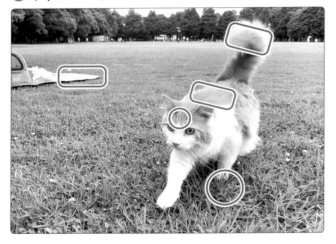

㉞ ひと休みねこ（P38）

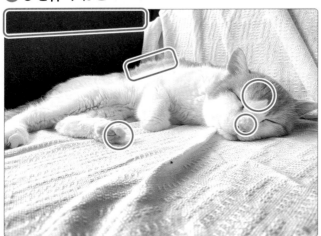

㉟ 王手ねこ（P39）

㊱ バスケットボールねこ（P39）

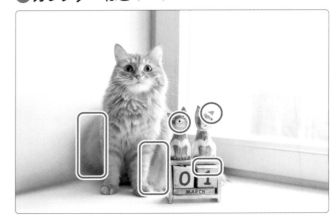

㊲ カレンダーねこ（P40）

㊳ ニャリバー旅行記 （P41）

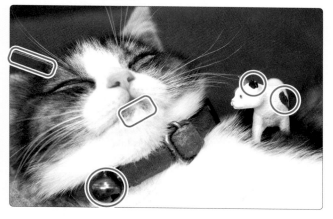

㊴ 天気予報ねこ （P42）

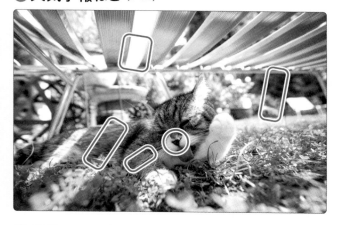

㊵ 最終ホールねこ （P43）

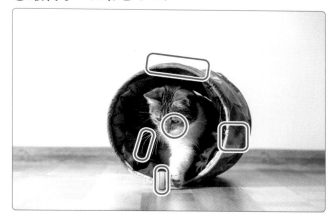

㊶ ねこに小判ねこ （P44）

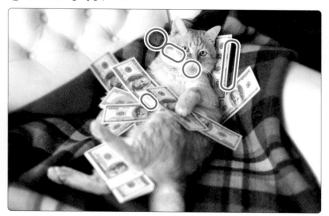

㊷ 圧ねこ （P45）

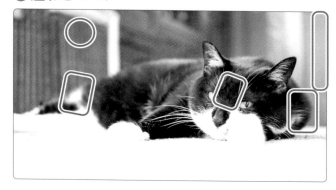

㊸ ミッションインニャッシブル （P46）

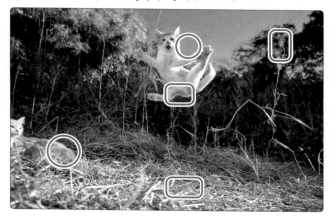

㊹ シンデレラねこ （P47）

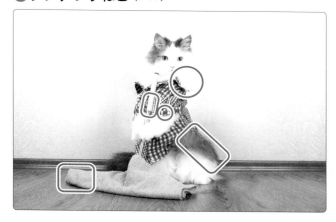

㊺ おさかな抱えたねこ （P48）

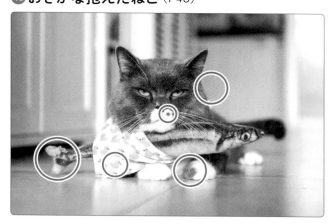

㊻ ごめん寝ねこ（P49）

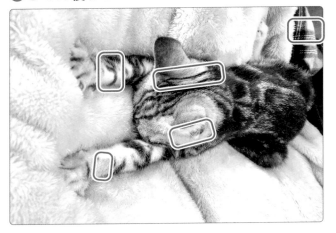

㊼ 出前ねこ（P50）

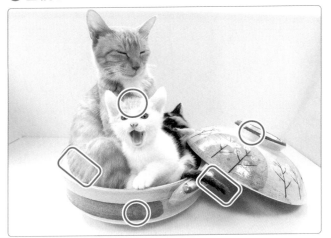

㊽ 尊敬ねこ（P51）

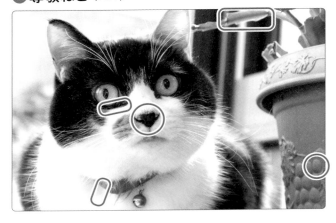

㊾ 貴族ねこ（P52）

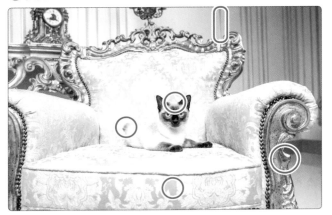

㊿ お手上げねこ（P53）

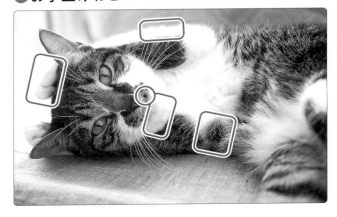

51 お世話ねこ（P54）

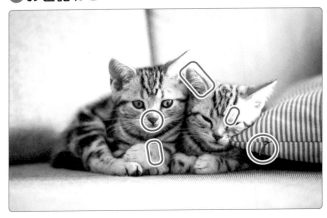

52 司書ねこ（P55）

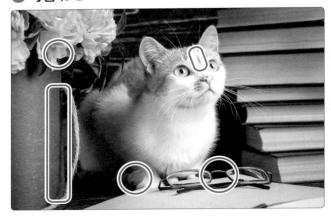

53 指導ねこ（P56）

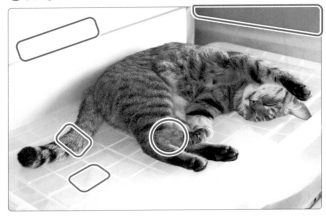

⑤④ ぱっちりねこ（P57）

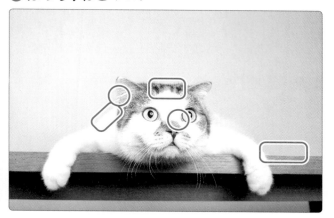

⑤⑤ 練習ねこ（P58）

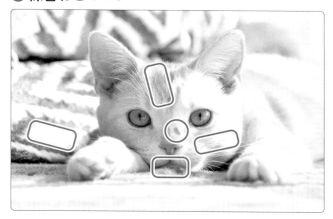

⑤⑥ まねきねこ（P59）

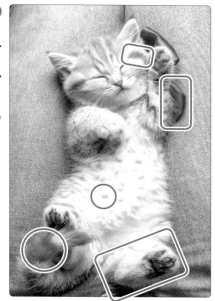

⑤⑦ マダムねこ（P60）

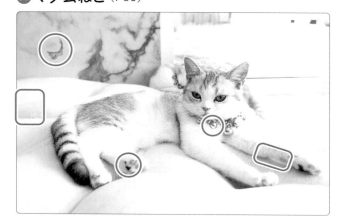

⑤⑧ ご苦労ねこ（P61）

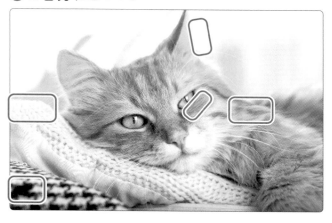

⑤⑨ 会社員ねこ（P62）

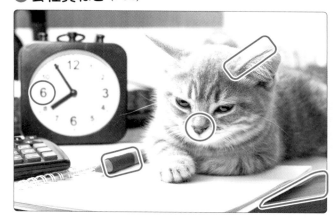

⑥⓪ 訴えねこ（P63）

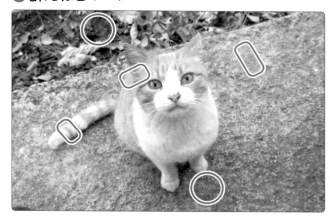

カバーの解答

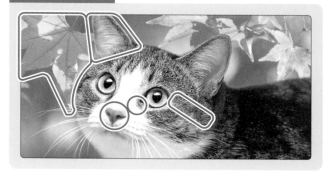

毎日脳活スペシャル
にゃんと1分見るだけ！
記憶脳 瞬間強化
ねこの まちがいさがし④

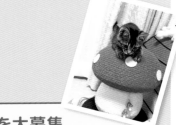

ねこの写真を大募集

『毎日脳活』編集部では、みなさまがお持ちの「ねこの魅力が伝わるかわいい写真」を大募集しています。お送りいただいた写真の中からよいものを選定し、本シリーズの「まちがいさがし」の題材として採用いたします。採用写真をお送りくださった方には薄謝を差し上げます。

送り先 neko@wks.jp

※応募は電子メールに限ります。

※お名前・年齢・ご住所・電話番号・メールアドレス・ねこの名前を明記のうえ、タイトルに「ねこの写真」と記してお送りください。

※なお、写真は、第三者の著作権・肖像権などいかなる権利も侵害しない電子データに限ります。

※写真のデータサイズが小さい、画像が粗い、画像が暗いなどの理由で掲載できない場合がございます。

ご応募をお待ちしております。

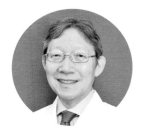

監修

杏林大学名誉教授・医学博士
古賀良彦（こが よしひこ）

1971年に慶應義塾大学医学部卒業、88年に医学博士、90年に杏林大学医学部精神神経科学教室助教授、99年に杏林大学医学部精神神経科学教室主任教授、2016年に杏林大学医学部名誉教授に就任。現在、東京都杉並区のメンタルクリニックいわおで診療を続ける。
精神保健指定医、日本精神神経学会認定専門医、日本臨床神経生理学会認定医・名誉会員、日本催眠学会名誉理事長、日本薬物脳波学会副理事長を務める。著書・テレビ出演多数。

編集人	飯塚晃敏
編集	株式会社わかさ出版　原 涼夏　谷村明彦
装丁	遠藤康子
本文デザイン	カラーズ
問題作成	飛倉啓司　吉野晴朗　プランニングコンテンツ・プラスワン
漫画	前田達彦
写真協力	PIXTA　Adobe Stock
発行人	山本周嗣
発行所	株式会社 文響社
	ホームページ　https://bunkyosha.com
	お問い合わせ　info@bunkyosha.com
印刷	株式会社 光邦
製本	古宮製本株式会社

©文響社 Printed in Japan